全国中医药行业高等教育"十四五"创新教材

社区心理健康服务策略与方法

主编 段 颖 王金环 张峘宇

全国百佳图书出版单位
中国中医药出版社
·北京·

图书在版编目（CIP）数据

社区心理健康服务策略与方法 / 段颖，王金环，张峘宇
主编 .—北京：中国中医药出版社，2023.11
全国中医药行业高等教育"十四五"创新教材
ISBN 978 – 7 – 5132 – 8495 – 0

Ⅰ . ①社…　　Ⅱ . ①段… ②王… ③张…　　Ⅲ . ①社区—
心理卫生—健康教育—高等学校—教材　　Ⅳ . ① R395.6

中国国家版本馆 CIP 数据核字（2023）第 191543 号

中国中医药出版社出版

北京经济技术开发区科创十三街 31 号院二区 8 号楼
邮政编码　　100176
传真　　010-64405721
万卷书坊印刷（天津）有限公司印刷
各地新华书店经销

开本 787×1092　1/16　印张 12　字数 264 千字
2023 年 11 月第 1 版　2023 年 11 月第 1 次印刷
书号　　ISBN 978 – 7 – 5132 – 8495 – 0

定价　　46.00 元
网址　　www.cptcm.com

服 务 热 线　010-64405510
购 书 热 线　010-89535836
维 权 打 假　010-64405753

微信服务号　zgzyycbs
微商城网址　https://kdt.im/LIdUGr
官 方 微 博　http://e.weibo.com/cptcm
天猫旗舰店网址　https://zgzyycbs.tmall.com

如有印装质量问题请与本社出版部联系（010-64405510）

全国中医药行业高等教育"十四五"创新教材

《社区心理健康服务策略与方法》编委会

主　编　段　颖（辽宁省妇幼保健院）
　　　　王金环（辽宁省精神卫生中心）
　　　　张峘宇（中国中医药出版社有限公司）

副主编　孟宪锋（辽宁省精神卫生中心）
　　　　孙　颖（辽宁省精神卫生中心）
　　　　王明涛（辽宁省精神卫生中心）
　　　　梁光明（沈阳市精神卫生中心）
　　　　曹　杨（沈阳市精神卫生中心）
　　　　许俊亭（大连市第七人民医院）

编　委　（按姓氏笔画为序）
　　　　王　亮（辽宁省精神卫生中心）
　　　　王　晔（沈阳市精神卫生中心）
　　　　王若珍（东港市精神病医院）
　　　　李　柳（沈阳市妇婴医院）
　　　　李　婷（盘锦市康宁医院）
　　　　吕永泽（丹东市第三医院）
　　　　任金涛（辽宁省精神卫生中心）
　　　　刘　淼（辽宁省精神卫生中心）
　　　　刘彦明（丹东市第三医院）
　　　　杨　哲（沈阳电视台）
　　　　杨　哲（沈阳市精神卫生中心）
　　　　杨晓乐（沈阳市精神卫生中心）
　　　　吴志明（大连市第七人民医院）

吴迎春（辽宁省精神卫生中心）

宋　震（沈阳市安宁医院）

张红岩（辽宁省精神卫生中心）

战　东（辽宁省卫生健康监督中心）

钟　涌（营口市第四人民医院）

崔学瑞（阜新市精神病防治院）

董　晔（大连市第七人民医院）

魏东卓（首都医科大学附属北京安定医院）

学术秘书

冯春艳（辽宁省精神卫生中心）

张慧嘉（辽宁省精神卫生中心）

编写说明

构建社会主义和谐社会，是我们党和政府在新世纪、新时代、新阶段，从中国特色社会主义事业总体布局和全面建设小康社会全局出发，提出的重大战略任务。在实现这一进程中，广大人民群众健全的心理、健康的心态是不可或缺的重要保障，大众对理性平和的社会心态和健康有序的社会心理需求愈加强烈。当前，社会心理服务体系建设已成为关系我国经济社会发展和人民群众身心健康的重大公共卫生问题、民生问题和社会问题。目前，社区心理健康服务相关人员能力薄弱，加强心理健康服务人才队伍建设势在必行。

本教材共5篇，23章。第一篇：心理健康，包括心理健康概述、心理健康与情绪管理、心理健康与压力应对、特殊人群心理健康问题与维护、心理健康教育与心理健康促进；第二篇：常见精神障碍识别与应对，包括精神障碍常见症状、精神障碍的检查与诊断，以及常见精神行为障碍的诊疗规范，如精神分裂症、抑郁障碍、双相情感障碍、焦虑障碍、精神发育迟滞、癫痫性精神障碍、老年痴呆及失眠等，并增加了精神科药物不良反应识别及处理；第三篇：心理治疗，包括心理治疗概述、心理治疗主要流派；第四篇：心理支持与干预，主要介绍了发生灾难和危机事件时，对目标人群干预的主要措施和技术；第五篇：精神障碍的预防与康复，重点介绍精神障碍的预防及康复管理，并融入了精神障碍康复与预防的新理念和新进展，为社区精神卫生服务人员提供了很好的服务指南。

本教材主要以社区心理健康服务人员及相关专业人员为读者对象，力求与社区心理健康工作紧密结合，在保证教材"三基五性"的前提下，重点提高相关人员应对全人群、全生命周期心理健康需求的意识和能力，内容定位是学习类工具书，可作为社区心理健康服务相关人员的培训教材，也可作为其他专业临床医生的培训教材，以及心理学从业人员的参考书。

　　本教材由辽宁省精神卫生中心组织专家编写，在编写过程中得到了中国中医药出版社有限公司领导及同行的大力支持与帮助，在此一并感谢。为使教材日臻完善，如发现存在不足，希望广大读者和教师提出宝贵意见，以便再版时修订提高。

《社区心理健康服务策略与方法》编委会

2023 年 7 月

目　录

第四篇　心理支持与干预

第五篇　精神障碍的预防与康复

第一篇 心理健康

内容提要

心理健康是健康的重要组成部分，没有心理健康就没有健康。本章详细介绍了心理健康的概念、基本内涵、影响因素，以及保持心理健康的方法，如何开展心理健康教育与心理健康促进。本章进一步解读了心理健康与情绪管理、应对压力的关系，对儿童、青少年、孕产妇、老年人等特殊群体的心理健康特点及常见的心理行为问题，也逐一进行了介绍。

第一章 心理健康概述

一、心理健康的概念

健康是一个动态且不断发展的概念。人类的健康观是随着社会的发展、科技的进步、生活水平的提高及对自身了解地不断深入而变化的，传统的健康观念是"无病即健康"。1948 年，世界卫生组织（WHO）在《世界卫生组织宪章》中提出了著名的健康新概念：健康不仅仅是没有疾病和不虚弱，而是身体上、心理上和社会适应能力上三方面的完美状态。1989 年，在此基础又增加了道德健康。目前，健康的概念包括躯体健康、心理健康、社会适应健康和道德健康，它们相辅相成，相互渗透，缺一不可。

心理健康又称精神健康，是指心理的各个方面及活动过程处于一种良好或正常的状态。心理健康的理想状态是保持性格完好、智力正常、认知正确、情感适当、意志合理、态度积极、行为恰当、适应良好的状态。

关注心理健康问题，首先需要觉察自身的心理状态。关于心理健康状况的评判，不同心理学流派参照的标准不尽相同，各有侧重。其中，美国人本主义心理学家马斯洛和米特尔曼提出的关于心理健康的十条标准被广泛认可。心理健康的人应当能够适应紧张环境，承受压力和挫折，具备应对突发事件的能力，积极安排自己的各项活动，通过自我调节使身心和谐统一，将更多的激情投入到工作和学习中去。

知识链接

美国心理学家马斯洛和米特尔曼提出心理健康的十条标准

1. 有充分的自我安全感。

2. 能充分了解自己，并能恰当地估价自己的能力。

3. 生活理想切合实际。

4. 不脱离周围现实环境。

5. 能保持人格的完整、和谐。

6. 善于从经验中学习。

7. 能保持良好的人际关系。

8. 能适度地宣泄和控制情绪。

9. 在不违背社会规范的前提下，能适当满足个人的基本需求。

10. 在符合团体要求的前提下，能有限度地发挥个性。

二、心理健康素养的基本内涵

世界卫生组织认为健康素养是指个人获取和理解基本健康信息和服务，并运用这些信息和服务做出正确决策，以维护和促进自身健康的能力。心理健康素养是一个能综合反映个体或群体的心理健康相关的理念、认知、行为、技能水平的健康指标。通常认为，心理健康素养是独立于遗传与自然因素、社会与经济环境、心理服务等之外的一个心理健康的重要影响因素。

我国政府非常重视国民心理健康状态，2018 年，国家卫生健康委员会编制了《心理健康素养十条》，具体内容如下。

1. 心理健康是健康的重要组成部分，身心健康密切关联、相互影响。

2. 适量运动有益于情绪健康，可预防、缓解焦虑抑郁。

3. 出现心理问题积极求助，是负责任、有智慧的表现。

4. 睡不好，别忽视，可能是心身健康问题。

5. 抑郁焦虑可有效防治，需及早评估，积极治疗

6. 服用精神类药物须遵医嘱，不滥用，不自行减停。

7. 儿童心理发展有规律，要多了解，多尊重，科学引导。

8. 预防老年痴呆症，要多运动，多用脑，多接触社会。

9. 要理解和关怀心理疾病患者，不歧视，不排斥。

10. 用科学的方法缓解压力，不逃避，不消极。

三、心理健康的影响因素

"生物－心理－社会"整体医学模式提出：每个人是生物、心理和社会属性的统一体，这三个因素共同作用影响个体的健康状况，只有从三个因素的整合角度去理解和解决个体的健康问题，才能够促进个体真正的健康。

抑郁、焦虑等是常见的心理问题，如果仅将其视为一个疾病，采取的策略可能就是用药物进行干预。除生物学因素外，个体心理因素（性格特征、成长背景、认知模式等）和社会因素（工作压力、生活方式、社会支持系统、负性生活事件等）也是导致心理问题的重要影响因素。因此，采取的干预策略可以包括药物治疗、心理治疗、行为模式干预、认知方式调整、生活方式的改善、社会支持系统的增强等。这样不仅可以帮助个体从疾病状态中恢复，还能够促进个体的主观幸福感和生活质量。

四、心理异常的判断原则

心理是客观现实的反映，是脑的功能，以下三点可作为判断心理异常的依据。

1. 主观世界与客观世界的统一性　正常的心理活动和行为应该与客观环境一致。如果一个人说他看到或听到了什么，而客观世界中并不存在，则可推断产生了幻觉。如果一个人的思维内容脱离现实或思维逻辑背离客观规律，则可推断产生了妄想。当出现幻觉和妄想时，不能主动审视自己的心理活动与客观环境的一致性，提示为心理异常。

2. 心理活动的内在协调性　人的心理活动可分为认知、情绪情感、意志行为等。如果各种心理过程之间不能协调一致，就会产生异常的心理和行为。

3. 人格的相对稳定性　每个人在长期的生活积累中都会形成独特的人格，人格一旦形成，便相对稳定。如果人格忽然发生变化，如热情开朗的人变得郁郁寡欢，热心的人变得冷漠无情，这些不正常的精神活动就属于异常心理。

第二章　心理健康与情绪管理

一、正确识别情绪

（一）情绪概念

情绪是人们对外界客观事物的态度，从而所产生相应的内心体验，情绪反应包括个体对外界刺激的内心体验、外部表现和内部生理变化。内心体验是指外界刺激引起的喜、怒、哀、乐等各种感受；外部表现是指与此同时，个体也会发生一系列外部表情和动作等，此外，还会出现心跳、呼吸和体温等生理状态的变化。

当人类遇到危险时，危险信号会传递到大脑皮质和杏仁核并产生恐惧等情绪反应，同时激活下丘脑和交感神经系统释放肾上腺素，导致心跳加速、呼吸急促、体温上升、血压升高、汗液和唾液分泌增加，这些都是正常的生理反应，能让人体迅速做好准备以应对危险处境。当危险解除之后，副交感神经系统会抑制这些活动，情绪恢复平静。

人们常常陷入一个误区，认为负面情绪是不好的，最好不要生气和低落。心理疾病的核心不在于出现负面情绪，而是强度、持续时间与刺激事件是否相称。健康的心理离不开情绪的两面性。情绪无好坏之分，觉察到异常，应及时寻求帮助，最终会平复。

（二）焦虑和抑郁情绪对人体的影响

1. 正面影响

（1）焦虑是物种进化过程中产生的一种保护机制，适度的紧张能在关键时刻发挥得更出色。

（2）适度的焦虑能够提高的工作效率，有要求时才能将工作做到最好。

（3）抑郁情绪像一个"刹车"，能够让人从过去总结经验教训，思考目前的局面是不是哪里出了问题，而不是盲目做出选择。

（4）适度的抑郁情绪同样是一种保护，就像疼痛是在提醒身体"碰到了钉子快收回手"，抑郁是在告诉我们"偶尔遇到了事情，需要发泄"。

2. 负面影响　　长期的焦虑、抑郁会影响记忆力、注意力，让人感觉"头脑记忆不好""无法耐心阅读材料"，还会导致多种慢性疾病，如高血压、冠心病、胃肠疾病，甚至癌症。研究发现，一些常年处于应激状态的工种，如医师、警察等，其心血管病发病率较高。这时要及时调整好自己的状态，若无法进行自我调整，就要及时寻求帮助或者就医。

二、情绪管理

（一）概念

情绪管理是指通过研究个体和群体对自身情绪和他人情绪的认识、协调、引导、互动和控制，充分挖掘和培养个体和群体的情绪智商，培养驾驭情绪的能力，从而确保个体和群体保持良好的情绪状态，并由此产生良好的管理效果。

（二）方法

情绪管理的方式是用对的方法、正确的方式，探索自己的情绪，然后调节自己的情绪，理解自己的情绪，放松自己的情绪。

1. 心理暗示 从心理学角度来讲，就是个人通过语言、形象、想象等方式，对自身施加影响的心理过程。通过积极的自我暗示，使个体保持愉悦的心情、乐观的情绪、充足的自信心。

2. 注意力转移 指个体避开引起不良情绪反应的情境，把注意力转移到其他事物上去或者去从事其他活动，达到将不良情绪暂时搁置的目的，是一种情绪调整方法。当出现情绪不佳的情况时，可以把注意力转移到自己感兴趣的事情，如外出散步、看电影、读书等。

3. 适度宣泄 个体情绪的过分压抑，会使情绪困扰加重；适度宣泄，可以把不良情绪释放出来，使紧张情绪得到缓解。因此，遇到不良情绪时，可以采取宣泄的办法。

4. 自我安慰 遇到不幸或挫折时，为了避免承受精神上的痛苦或不安，可以尝试寻找多种利于自身健康、符合内心需要的理由来宽慰自我。

5. 交往调节 交往的过程，是在谈话交往中受到启发，发现解决问题的办法，是环境线索的作用。良好的人际交往不仅能使个体获得友谊、抚慰、温暖、博爱和能量，还能获得他人的理解、支持和肯定，具有积极的作用。

6. 情绪升华 化失败为动力，摆脱心理困境，做生活的强者。

第三章　心理健康与压力应对

加拿大生理心理学家 Han Selye 教授把压力定义为身体对变化需求的反应，于 1956 年出版《生活压力》，帮助人们认识日常生活压力对身心健康的影响。研究表明，对待压力的态度是影响身心健康的首要因素，特别是认为压力有害的态度，往往导致不能很好地应对压力，反而增加了应激性，对身心健康产生更大的不利影响。

一、压力概述

（一）压力

1. 概念　压力是心理压力源和心理压力反应共同构成的一种认知和行为体验过程。从心理学角度来看，压力是一种经验性的东西，无法抛开主体而单独存在。

2. 种类　分为正性压力、中性压力和负性压力。

（1）正性压力　有益的压力，产生于个体被激发和鼓舞的情景中。当压力持续增加，正性压力会逐渐转化为负性压力，健康状况随之下降，生病的危险加大。

（2）中性压力　不会引发后续效应的感官刺激。

（3）负性压力　可分为两类，即急性压力和慢性压力。

3. 程度

（1）轻度　压力源不大，刺激比较轻，难度较小，稍微努力就能完成，对人动力影响也比较小，基本上不产生心理困惑。

（2）中度　介于轻度压力和重度压力之间，压力源适中，要经过努力和采取一定措施才能完成。对人的动力推动最大，从心理上来说容易使人产生焦虑抑郁情绪。

（3）重度　压力源大，给人造成了严重的心理冲突，导致焦虑和抑郁持续的时间比较长，程度比较严重，在短时间内这种状态很难减弱。

（二）压力源

1. 概念　压力源是导致个体产生压力反应的人、情景、刺激、活动和事件。任何情境或刺激具有伤害或威胁个人的潜在因素，统称为压力源，即压力来源。

2. 种类　压力源可分为以下 3 种类型。

（1）生物性压力源　直接影响主体生存与种族延续的事件，包括躯体创伤或疾病、饥饿、性剥夺、睡眠剥夺、噪声、气温变化等。

（2）精神性压力源　直接影响主体正常精神需求的内在和外在事件，包括错误的认知结构、个体不良经验、道德冲突，以及长期生活经历造成的不良个性心理特点（易受暗示、多疑、嫉妒、自责、悔恨、怨恨）等。

（3）社会环境性压力源　直接影响主体社会需求的事件。社会环境性压力源又可分为：①纯社会性的社会环境性压力源，如重大社会变革，重要人际关系破裂（失恋、离婚）、家庭长期冲突、战争、被监禁等。②由自身状况（个人精神障碍、传染病等）造成的人际适应问题等。

（三）压力反应

1. 警觉阶段　发现了事件并引起警觉。在警觉阶段，交感神经支配肾上腺分泌肾上腺素和副肾上腺素，这些激素促进人体新陈代谢，释放储存的能量，出现呼吸、心跳加速，汗腺加快分泌，血压、体温升高。

2. 搏斗阶段　警觉阶段的生理、生化指标虽然在表面上恢复正常，外在行为得以平复，但是一种表面的现象，更是一种被控制的状态。由于调控压力而消耗大部分能量，此时个体变得敏感、脆弱，即使微小的问题也能引发强烈的情绪反应。

3. 衰竭阶段　如果压力长期存在，身体会始终处于警觉状态，最终进入衰竭阶段。

二、应对策略

在压力源作用下，身体的神经系统、心血管系统、呼吸系统、消化系统、内分泌系统、免疫系统，以及心理方面的情感、认知、意志、行为等都会应对，如果应对不好，很可能产生身心健康问题，导致疾病，甚至猝死、自杀。

（一）识别压力的信号

有压力时，人体会产生"报警"症状，当我们能够掌握自身的压力报警时，就能够及时调整应对策略，修养身心，避免出现更严重问题。因此，每个人都应该了解最常见的压力报警信号。

1. 身体信号　当感受到压力时，体内会产生皮质醇等激素，以及肾上腺素、去甲肾上腺素等压力应激激素，容易导致心慌心悸、口唇疱疹、带状疱疹、口腔溃疡、胃胀胃痛、腹泻便秘、胸闷憋气、失眠多梦、头痛头晕、脱发、全身乏力、月经紊乱、阳痿早泄等症状。

2. 心理信号　压力大时会出现焦躁不安、情绪低落。此外，还会出现认知功能下降，表现为注意力不集中、记忆力下降，甚至影响工作状态，导致工作失误。压力大时，还会出现某些问题，如吸烟增加、饮酒增加，出现拖延行为、退缩行为，或不耐烦、发脾气、易激惹、易冲动。

（二）压力应对的基本原则与方法

1. 心理调适的基本原则　正常情况下，每个人最了解自己内心纠结的事情、情绪状态和心理活动。如人饮水，冷暖自知，也因此，每个人都应是自己的心理健康第一责任人。每个人都需要掌握自我心理调节的原则和一些有效的方法。以下是心理调节的 4 个基本原则。

（1）自我觉察　自我觉察又称为自省，是指一个人知道、了解、反省、思考自己在情绪、行为、想法、人际关系，以及个人特质等方面的状况、变化和发生的原因。自我觉察是自我调节的前提，只有自我觉察才能自我接纳和自我调整改变。通过觉察才能从对外界无意识自动的条件反射、操作性条件的反应模式，变成有意识地主动觉察和选择行动的模式。

（2）自我接纳　自我接纳是指个体对自我及其一切特征采取一种积极的态度，简而言之就是能欣然接受现实自我的一种态度。自我接纳包含两个层面的含义：一是能确认和悦纳自己身体、能力和性格等方面的正面价值，不因自身的优点、特长和成绩而骄傲；二是能欣然正视和接受自己现实的一切，不因存在的某种缺点、失误而自卑。

（3）自我调整　自我调整主要是对自己的三观进行自我净化，对自己的人格品行进行自我完善，对自己的行为习惯进行自我革新，对自己的欲望动机进行自我提升。作为一个正常的个体，每个人都具有自由的自我意志，能够选择自己的世界观、人生观和价值观作为人生导航。

（4）知行合一　保持心理健康同样需要每个人能够知行合一，按照科学的方法进行调适、训练，才能真正理解这些方法，才能维护好自身健康。

2. 心理调适的方法

（1）"ABC" 认知调节　(activating event) "A" 指外界刺激，"B" 指信念评价，"C" 指反应结果。例如，在生活中遇到某件事（A），产生了情绪 C（如沮丧），这时候需要考虑一下信念评价 B（如觉得组织评价不公平），开展一次自我辩论（如不公平的证据何在？有无公平的证据？如果相信如何？如果不信如何？最糟糕的结局是怎样？最好的结局是怎样？如果朋友遇到这事我怎么劝他？）也许通过自我辩论，可以产生新的认识，从而产生新的情绪。

（2）放松　从简单的呼吸放松（横膈膜呼吸训练）→冥想→渐进性肌肉放松或音乐放松。有意识地训练个体在焦虑状态时放松身体和意识，保持情绪的稳定。

（3）艺术表达　艺术表达是指通过琴、棋、书、画、舞蹈、身体雕塑、戏剧、角色扮演、沙盘等艺术媒介，将压力与问题间接表达出来。在平时的工作和生活中，可以学习运用一些简单的艺术表达方法，达到减缓压力、调节情绪、促进心理健康的作用。

（4）积极生活　①有氧运动：有氧运动可使大脑分泌内啡肽，起到缓解紧张情绪、释放被压抑的感觉、愉悦身心的作用。②适宜的营养：低盐、低脂肪、低胆固醇、低精糖，高复合碳水化合物、高纤维（每天 20 ～ 30g）饮食。③充足的睡眠：养成有规律的睡眠习惯，每天保证不少于 8 小时的睡眠时间。④健康的娱乐：能够积极应对压力，调适身心健康的，如进行户外运动、听音乐、绘画等。

第四章　特殊人群心理健康问题与维护

一、儿童青少年心理健康问题与维护

（一）儿童时期心理发展中常见问题

1. 语言问题　婴幼儿 1 岁开始学习说话，后逐渐模仿成人说话，逐渐从字到词语，再到语句。在这个时期，婴幼儿分辨不出来你、我、他人称代词，经过反复训练后逐渐会识别。如果语言出现问题，可有言语发育迟缓、吐字发音不清，或因生理限制影响语言等。孤独症儿童表现为答非所问、声调缺乏变化等，言语交流时无目光对视或目光常飘忽不定等。

2. 过度依赖　是指发生在婴幼儿时期，在思维、情感、行为活动上独立性不足，过分依赖抚养人的行为。过度依赖行为在婴幼儿时期发生，可以延迟到成人。有些孩子的过度依赖会影响自主思维，独立思考和自我掌控的能力，主要取决抚养人是否给孩子独立锻炼的机会。如果抚养人能够尊重孩子，给孩子试错的机会，随着年龄的增长，独立性逐渐发展，依赖性渐渐被克服。

3. 分离焦虑和对陌生人焦虑　婴儿期依恋关系的影响关乎到人的身心发育。根据精神分析理论，由依恋导致的情感及安全感，对心理发展的各个阶段都有重要影响。如果能够体验母亲或重要抚养人安全的爱抚、温暖的支持，到幼儿期时，与同伴的交往会充满自信，也会获得成功；反之，则容易出现对关系的敏感、人际互动的胆怯等各个方面的问题。分离性焦虑是重要照料者突然离开后，婴儿出现哭闹、情绪不稳定，直至照料者回归才能缓解的现象。对陌生人的焦虑，则是婴儿对不认识人的警觉，这是婴儿期情绪和认知发展的重要里程碑。

4. 情绪爆发问题　婴幼儿时期，由于神经系统发育不完善或者抚养人的情绪不稳定，经常情绪爆发而影响孩子，其情绪反应具有容易被诱发、情绪不稳定、外露及难控制等特点，表现易哭闹不止、哄劝困难等。

5. 感觉统合问题　儿童感觉统合问题是指儿童各个脑区发育正常，但是在大脑对各种感觉器官，如视觉、听觉、嗅觉、味觉、本体感觉等传来的感觉信息，不能很好地进行分析和综合处理，造成整个身体不能和谐有效的运动。感觉统合问题会使得儿童智力得不到充分发展，可能会导致儿童学习能力差、阅读困难、运动技能差、有的儿童进食差、情绪不稳定、人际交往障碍、社会适应能力差等。

6. 情绪问题 婴幼儿的情绪问题主要表现为紧张、焦虑、恐惧、不安，常伴心悸、食欲下降、夜惊、多梦、尿床等躯体症状。焦虑对幼儿的个性形成会产生影响，使之变得过分敏感、小心谨慎、依赖、自卑、退缩、不受同伴欢迎等。幼儿的恐惧情绪常以表情、动作或生理反应表现出来，多怕陌生人和陌生环境，怕某些动物和昆虫、黑暗、电闪雷鸣等。若幼儿恐惧感若持续存在，则会产生回避、退缩行为，影响其正常生活。

7. 退缩行为 退缩的幼儿在人际交往过程中表现过分胆怯、孤独，不愿与小朋友一起玩耍，躲避人群，对小朋友的友好表示反应淡漠，言语少；不敢去陌生环境，对新环境不适应，极为害怕；自卑胆小，自信心不强，特别在意老师的批评，常常哭泣。这些退缩行为反映出幼儿在早期社会性发展存在问题，如不及时矫正会给他们成年后的社会行为和心理状态带来严重影响。

8. 入托入学适应困难 对婴幼儿期的孩子来说，幼儿园或学校环境陌生，老师和同学陌生，都可能造成入学适应困难的条件。适应不良的孩子表现为害怕、焦虑不安、进食少、胆怯、睡眠减少或增加、注意力不集中、对学习无兴趣、不能约束自己、哭闹行为等。孩子在自己认为安全的环境和熟悉的人面前表现很好，一旦遇到比较陌生的环境或人，则需要适应的过程。

9. 学习技能问题 学习技能问题主要表现在阅读技能、拼写技能、计算技能、表达、行为模仿等技能的获得与发展。

10. 躯体化的情绪问题 当遭受批评、受到挫折、学习失败等作为诱发因素，表现为害怕上学、逃学，宁可待在家中学习也不愿与老师、同学在一起，可有头疼、腹痛、恶心、呕吐、腹泻、尿急等躯体症状。

（二）儿童时期心理健康维护

1. 胎儿期心理健康维护 胎儿期心理健康维护主要是通过妊娠母亲的心理行为来调节实现的。胎儿的心理健康不仅取决于妊娠母亲的心理健康，同时，周围的安全环境及对妊娠母亲的支持系统等都很重要。因此妊娠母亲需要在孕期做到以下三点。

（1）合理的膳食、睡眠及保健 孕妇营养丰富是胎儿心身发育的重要保证。孕妇营养缺乏或过剩都会影响胎儿脑的发育。此外，孕妇吸烟、饮酒、病毒感染、药物滥用、X射线辐射都会影响胎儿健康，可致胎儿出生时矮小、体重轻，长大后智力低下、动作迟缓，甚至导致畸形。

（2）稳定愉悦的情绪 研究发现，情绪的波动可导致孕妇内分泌紊乱，从而影响胎儿的发育及出生后的智力，容易造成胎儿唇裂等畸形，并且情绪不稳定的孕妇发生难产及癫痫的概率升高。

（3）对孕妇的支持 保持其心情愉悦和情绪稳定。

2. 婴儿期心理健康维护

（1）提倡母乳喂养 母乳不仅含有必要的营养元素，可增加婴儿的免疫力及促进智力发展。更重要的是，通过哺乳可增加母亲与婴儿的情感沟通，使婴儿获得心理上的满足，有助于神经系统的发育和健康情感的发展。

（2）加强言语训练 婴儿期言语中枢已发育成熟，因此要鼓励其多说话，父母要创造语言交流的机会。

（3）运动技能的训练 对儿童心理发展具有重要意义的动作是手的抓握动作、独立行走，所以要选用搭积木、装拆玩具等训练手的抓握技能，训练走、跑、跳、攀登等动作。

（4）培养良好的习惯 个体在幼年养成的习惯，对其以后的性格发展和社会适应性有着重要影响，包括培养良好的饮食习惯、规律的睡眠习惯及大小便如厕等卫生习惯。

3. 幼儿期心理健康维护

（1）鼓励幼儿做游戏 幼儿童期正值大脑发育，游戏是帮助幼儿增进智力发育的重要行为，所以多鼓励幼儿做游戏，在游戏过程中不仅有利于其智力开发，同时性格也得以塑造。在游戏过程中，锻炼其人际交往能力，学习表达及获得鼓励和支持，也学习抗压和试错的机会。

（2）强化幼儿的性别 注意幼儿性别意识的强化，在幼儿的穿着打扮、举止言行上，要求其与性别身份相一致。

（3）维护幼儿的地位 端正幼儿在家庭中的地位，幼儿正处于人格形成的时期，家庭成员对他的态度，他在家庭中的地位，都会对他的性格产生重要影响。

（4）营造和睦的家庭 为幼儿营造一个温暖和睦的家庭环境，在一个敬老爱幼、互相关心的和睦家庭中，可唤起幼儿愉快的心境。幼儿还可以通过观察、模仿学习很多家庭中的适应行为，对其以后处理人际关系、婚恋关系、家庭关系等方面产生积极影响。

（5）正确对待过失 正确对待幼儿的过失和错误，儿童是在错误和过失中不断学习成长的，要引导幼儿认识错误，吸取教训，避免挫伤幼儿的积极主动性。

（6）避免过分保护 过分保护指的是包办代替和控制。包办代替影响孩子独立做事能力和技能的培养。控制是父母将孩子严格地限制在规定的范围内。长期受到过分保护的儿童容易形成不良的心理品质。

4. 童年期心理健康维护

（1）适应学校环境 帮助童年期的学龄儿童尽快适应学校环境，如尽快熟悉老师和班级同学、学校的制度、课程安排，耐心地从课堂纪律、品德行为、劳动卫生、体育锻炼等方面引导儿童进行规范和约束。

（2）培养学习兴趣 按照儿童的心理发展规律来培养学习兴趣，合理安排教学内容、教学方法和学习任务，实施素质教育，这是保障儿童心身健康的重要措施。

（3）疏导不良的情绪 关心爱护儿童，善于体验他们的情绪反应，疏导不良的情绪，鼓励儿童的自信心和独立性。

（4）树立正确价值观 利用有利条件和主导文化培养儿童的价值观、时间观念、竞争意识、自强自立精神，拒绝不良社会风气和不健康的文化侵蚀。

（5）及时发现早干预 童年期心理问题，家长、老师和同学是发现其心理问题的第一人，早期发现、早期预防、早期干预非常重要。

（三）青少年期心理发展中常见问题

青少年处于生理发展和心理发展不平衡阶段，此时孩子容易受到自身激素水平变化的影响，同时也有来自家庭、学校和社会等诸多因素的影响，容易产生一些心理问题。因此，对青少年的心理问题要早发现、早疏导、早干预。

1. 自我意识发展　自我意识是个体对自身的认识和理解，包括自我认识、自我评价、自我控制等。当青少年缺乏综合认识自我的能力时，便会过分依赖外界评价，表现自主性差，依赖成人和其他环境因素的要求和控制，不能独立自主制定目标、计划和持续实现目标。当自我评价出现问题时，青少年或过高或过低评价自己。过分高估自己会导致自负、自恋，做事冒险鲁莽；过低评价自我可能会导致逃避困难，放弃尝试，丧失发展和锻炼的机会，长时间便会造成学习成绩下降，缺乏积极性。

2. 自我同一性的整合　是指自己对自己的评价与外界或他人对自己的评价一致。

3. 不良情绪问题　情绪问题是指由于情绪稳定性差，过度的情绪反应和持续的消极情绪导致的心理问题。青少年的情绪稳定性差，情绪高亢时充满热情和激情，富有朝气；情绪低落时，意志消沉，消极悲观。由于青少年的情绪特征决定了他们容易出现情绪健康问题，如焦虑、恐惧、抑郁、易激惹等。

4. 依恋关系问题　青春期的孩子依恋关系从对父母的依恋，逐渐转移为对同辈的依恋。

5. 人际关系问题　青少年的社会交往和人际关系对他们的成长至关重要，他们处理人际关系的能力直接体现了其心理健康的水平。人际关系问题主要表现：①亲子关系问题：如孩子与父母的敌对、疏远、过分依赖等。②师生关系问题。③同伴关系问题：如青少年不良情绪和有缺陷的个性特征不被同伴接纳，影响了同伴间的交往；不能正确处理同伴间竞争与合作的关系而影响了人际关系；还有的青少年孤僻退缩，受到同伴的忽视而影响了人际交往；缺乏交往技能，不会交往策略也同样影响同伴关系。

6. 行为问题　青少年的行为问题是指在精神状态正常的情况下，表现出不符合社会期望和规范、妨碍适应正常社会生活的行为。常见青少年不良行为有说谎、偷窃、打人、骂人、抽烟、喝酒、考试作弊、离家出走、逃学、赌博、沉迷网络等。

7. 与学习相关的问题　青少年心理健康问题几乎涉及学习的各个方面，既包括学习动机、兴趣等，也包括学习的方法、态度、情感等。良好的学习习惯有利于提高学习效果，反之则给学习带来困难。

8. 适应发展问题　青少年面临的适应与发展问题主要为环境适应，如生活环境适应和学习环境适应（升学和就业）；人际适应和自我适应，如对自己身体发育的适应和心理发展的适应。

（四）青少年期心理健康维护

1. 尊重和发展青少年自我意识　家长、老师应尊重青少年的个人隐私，帮助他们发展良好的自我意识。学校应及时开展青春期的自我意识教育，使青少年能够认识到自身的生理、心理发展变化规律，学会客观地认识自己。

2. 引导青少年树立正确的人生观　家长和老师要从多种渠道，适时引导青少年树立健康、积极、向上的人生观，培养他们拥有面对困难百折不挠、陷入绝境仍能看到希望的坚定信念。

3. 培养青少年掌控情绪的能力　家长和老师应适时引导青少年学会用多维的、客观的、发展的观点去看待周围的人和事物，逐渐纠正他们偏激的认识，使他们的想法趋于成熟。

4. 纠正青少年不良行为　首先，让青少年深刻认识不良行为可能对自己、家庭和社会的危害。其次，教会青少年自我行为掌控的方法，减少不良行为的发生。最后，给青少年提供培养自我积极健康行为的机会和场所。

5. 引导和塑造青少年健康的性意识　家长、老师应及时对青少年进行性教育，包括性知识的传授和性道德的警示。例如，性生理健康、性心理健康、性道德和法制教育及性保护。通过教育，消除青少年对性器官及第二性征的神秘、好奇、不安和恐惧；培养高尚的道德情操；提高法制观念；自觉抵制黄色影视书刊的不良影响。家长和老师克服谈性色变的心理，把性意识培养在潜移默化中。

6. 培养青少年独立解决冲突的能力　我们不是要消除冲突，而是要提高解决冲突的能力。冲突也是青少年成长的资源，增进亲子间的了解，理解孩子所谓的"叛逆"是孩子走向自我、展示自己独特力量的方式，支持、欣赏、鼓励孩子。

二、孕产妇心理健康问题与维护

（一）孕早期

1. 心理健康问题

（1）敏感多疑　孕妇在孕早期常常对身体的细微变化过于敏感，过度关注问题的严重性，无端怀疑自己患病；产检时反复咨询医师，多次要求做 B 超等产检，甚至不相信医师，总觉得医师说的话还有隐情；不断回忆自己当初受孕前后的事情，过度担心做了哪些对胎儿不利的事情；觉得家人对自己是"忽视"和"怠慢"的，迫切需要老公和其他家人的时时陪伴，可能常因小事情绪失控，以哭闹等过激的行为来引起家人的注意，让家人感觉过度猜疑，小题大做，无理取闹。

（2）焦虑　孕早期焦虑表现为与实际不相符的过度担心自身和胎儿的健康，担心流产或宫外孕等孕期意外的问题，整日忐忑不安，睡眠减少，特别期待能够得到绝对安全的保证或许诺。即使得到保证，往往还会再次提出令自己思虑不安的其他新问题。

（3）恐惧　孕早期如果接触过可能影响孕产安全的问题，如放射线、服药、发热、感冒、避孕失败、不良孕产史等，会让孕妇产生恐惧害怕的情绪，过度紧张而背上沉重的思想包袱。

（4）抑郁　孕早期女性也可能出现抑郁的表现，感觉悲伤，情绪低落，高兴不起来，常哭泣，对自己的家人和朋友冷淡。对什么事儿都提不起兴趣，没有愉快的感受，体验不到怀孕的幸福感，把怀孕当作是一种负担。精力不足，提不起精神，疲乏感明显，懒动，还有孕妇出现各种各样的没有原因的躯体症状，如睡眠障碍、食欲下降、全身莫名的不适感、头痛头胀、出汗、胸闷、心悸、恶心、口干、胃部烧灼感、肠胃胀气等自主神经功能紊乱的表现。

2. 心理健康维护

（1）饮食　补充叶酸；多食新鲜绿叶蔬菜；补碘，常吃富含碘的海产食品，如海带、紫菜、裙带菜、贝类、海鱼等；孕吐严重者，可少食多餐，每天需要保证摄入不低于 130g 的碳水化合物。

（2）运动　孕早期需要管理和控制体重，每月测量 1 次体重。孕早期运动建议与孕前相同的体力活动类型，适当降低运动的强度和频率。12 周之前，盲目过大的运动量可能导致流产，时刻注意身体的反应，如果出现疼痛、疲劳、腹部不适等症状时要立即停止运动，及时咨询医师。

（3）调整认知　孕早期应做好孕期心理准备，多学习科学孕育知识。形成正确科学的认知，避免错误的想法引起心理的影响。

（4）调整情绪　孕早期需要学习一些自我情绪的管理方法，保持自身积极乐观的情绪。例如，通过转移注意力及积极心理暗示等心理方法消除紧张、恐惧、焦虑等不良情绪。听让人轻松愉悦的音乐、选择喜欢的运动、用冥想和放松训练的方法调节情绪等。如果情绪问题难以自我调节，应及时找心理医师进行咨询与疏导。

（5）自我赋能管理　经常用正面的警句或名言告诫自己，自我鼓励；感觉心情不好时，去做一件高兴或喜欢的事；学会倾诉，向亲密朋友倾诉郁闷情绪，或通过写信、写日记进行自我表达和情绪宣泄等，给自我赋能。

（6）社会支持　社会支持是压力非常有效的缓冲器，社会支持类型包括信息支持、评价支持、情感支持。孕妇学校的健康教育知识，医护人员的指导和交流，家人和朋友的抚慰、鼓励，都是很重要的社会支持。

（二）孕中期

1. 心理健康问题

（1）过分放松　早孕反应的消失及身体状况的稳定，可能会导致孕妇精神松懈、掉以轻心。孕中期还是有可能出现一些病理状况的，如妊娠高血压综合征、贫血等，需要按时到医院接受检查，避免出现不良后果。

（2）过分依赖　孕中期体型显露，凡事都依赖家人，还有可能出现心理上的郁闷、压抑、孤独，不利于胎儿的发育。

（3）过分担心　过度担心产后不能恢复身材，过度担心吃什么东西会伤害宝宝等，这种过分的担心会增加心理负担，带来负面情绪。

（4）其他的心理压力　对于外界或自己对未来婴儿的性别期待，担心胎儿是否正常，都会加重孕妇心理负担。孕妇还可能会因为经济负担、社交生活剥夺、夫妻性生活等问题而感到心理压力。

2. 心理健康维护

（1）饮食　继续补充叶酸；常吃含铁丰富的食物；适量增加奶类（每天 500g），动物性食物（每天 50g），如鱼、禽、蛋、瘦肉的摄入；适量吃主食，增加膳食纤维的摄入。

（2）运动　对孕前无运动习惯的妇女，推荐从每周 3 次、每次 15 分钟中等强度运动开始，逐渐增至每周 5 次、每次 30 分钟中等强度运动；对孕前有运动习惯的妇女，推荐每周 5 次、每次至少 30 分钟中等强度运动。常见的中等强度运动包括快走、游泳、跳舞、孕妇瑜伽、各种家务劳动等。运动过程中应该摄入足够的水分以维持体内水平衡，运动时间以上午 10:00 到下午 2:00 为宜，研究表明，此时间段宫缩强度较低，运动不易诱发子宫收缩。运动的绝对禁忌证包括持续性阴道流血、严重的心血管疾病、多胎妊娠（排除双胎）、子痫前期、先兆早产等；相对禁忌证包括贫血、血糖控制不佳的 1 型糖尿病、重度肥胖（BMI $> 40kg/m^2$）及过度消瘦（BMI $< 12kg/m^2$）、甲状腺疾病等；停止运动指征包括阴道出血、呼吸困难和晕厥、腹部疼痛和呼吸短促，以及小腿肿胀、疲劳、胎动减少等。

（3）减压　了解一些摆脱压力情绪的心理学方法，必要时找心理医师咨询和辅导。

自我放松法：如做简单的家务、听舒缓优美的音乐、看些孕期书籍、准爸爸一起准备婴儿用品、觉察呼吸、身体扫描、放松训练等。

适度运动法：如散步、慢跑、游泳、在专业指导下做瑜伽、普拉提等。

和宝宝沟通法：给宝宝放音乐、念好听的故事、聊开心事。

倾诉法：向丈夫、亲人、朋友倾诉。

交流法：多与他人交流，如在准妈妈社交群里与其他准妈妈进行交流。

学习法：可以看育儿科普书籍，去孕妇学校或产前培训班学习。

（4）了解分娩的科学知识　让孕妇了解分娩的全过程及可能出现的情况，对孕妇进行分娩前的相关训练，可以参加"孕妇学校"，学习与怀孕分娩的相关知识，从而减轻心理压力。

（5）转变观念　正确认识生男生女都一样的观念，需要孕妇和家庭成员达成共识，摒弃"重男轻女"的陈旧思想，解除孕妇的后顾之忧。

（三）孕晚期

1. 心理健康问题

（1）焦虑　临近预产期，孕妇的担忧越来越多，如分娩疼痛、纠结分娩方式的选择、担心难产、害怕分娩发生意外、忧虑宝宝是否健康等。这些担忧会带来心理压力，容易促发焦虑情绪。

（2）抑郁　孕晚期孕妇担心自己未来无法胜任妈妈的角色，不知道如何养育孩子，害怕自己没有能力把孩子照顾好等，这些会导致情绪不好。此外，体态臃肿和容颜改变等也会导致自己忧心忡忡、情绪低落。

（3）睡眠障碍　孕晚期孕妇腹部增大，睡眠中翻身困难，而且尿频越来越明显，导致睡眠质量下降。不良的睡眠会导致更容易出现焦虑和抑郁的情绪，这些负面的情绪又会使睡眠受到影响，从而形成恶性循环。

（4）过度敏感　孕晚期孕妇对家人的言语、态度、表情等等外界信息过于敏感，可能会担心丈夫不爱自己了，时常感到委屈或不被理解等；孕晚期孕妇会对自己身体和宝宝的反应过度敏感，一旦身体出现不适时，或宝宝的胎动反应不佳，就会过度担忧。

2. 心理健康维护

（1）饮食　适当增加奶和动物性食物，如鱼、禽、蛋、瘦肉等的摄入。但是蛋白质供能不要超过摄入总能量的25%，否则有害无益；禁烟酒，包括被动吸烟，避免处于通风不良和人群聚集的环境。对于孕晚期合并躯体疾病的孕妇，需要营养师的医学营养治疗。

（2）运动　适当的体力运动有助于控制孕期增重，降低妊娠并发症的风险，改善妊娠不适感，降低母婴未来肥胖的发生率。

（3）学习分娩知识　孕妇充分了解分娩的全过程，学习应对突发状况的方法，练习分娩技巧。可以阅读一些关于分娩的书籍；参加医院或者正规机构举办的孕妇学校；向专业的产科医师请教；与生过孩子的朋友了解分娩相关的知识和技巧，这样能够缓解孕晚期的紧张、恐惧和焦虑等不良情绪。

（4）掌握放松技术　可以尝试学习腹式呼吸放松和肌肉放松训练的方法，来缓解紧张焦虑的情绪。

（5）充实日常生活　充实丰富的生活，将注意力放在积极的事情上，营造良好的生活氛围，可以改善和保持良好情绪，如看书、看电影；花点心思布置宝宝的房间，添置母婴用品；写日记，记录自己在孕晚期与宝宝互动的生活点滴。

（6）多听轻松音乐　孕晚期可以多听一些轻柔舒缓的音乐，如冥想音乐等。

（7）多做轻松的事情　多看一些幽默的图片，听听小品和相声，多参加一些有趣的活动等。尽量避免接触刺激性强、悲惨和负面的新闻信息，以减少这些信息带来不良的情绪。

（8）多倾诉　要和身边的亲人、朋友多交流，把自己的想法和感受说出来，可以通过这样的倾诉来缓解不良的情绪。

（四）分娩前

1. 心理健康问题　分娩前孕妇最主要的心理健康问题就是分娩恐惧。研究显示，82%的孕产妇因为担心胎儿健康会或多或少出现轻度的焦虑或恐惧，6%～10%的孕产妇有严重的分娩恐惧。

2. 心理健康维护

（1）合理饮食　分娩前应少食多餐，选择易消化食物，避免增加胃肠道负担和引起血糖的波动；适当限制膳食纤维的摄入量及辛辣食物，以免在分娩中增加大便量或腹泻；分娩前限制食盐摄入，保持水的适宜摄入量，建议：盐摄入2～4g/d，每日饮水量1200～1500mL，不要喝糖水或饮料。

（2）适当运动　活动受限的孕妇，建议以舒展运动为主。身体状况良好的孕妇，可以继续孕中期的练习，减少器械和力量训练，加强盆底肌肉训练。

（3）正念减压　"正念练习"通过让人们专注于呼吸、专注于感受或其他事物，来训练自己的头脑，达到清晰专注的状态，从而摆脱负面情绪的纠缠，提升心理健康程度。

（4）瑜伽练习　可以缓解身体某些部位的疼痛，观察身体不适感的边界，倾听身体告诉你的内容，帮助孕妇掌握如何集中思想、增强自己的内心力量。

（5）想象技巧　分娩过程中想象子宫就像一个倒置的花苞，花苞里包着小宝宝。在子宫收缩的作用下，小宝宝一点点往下走，这个花苞也随之绽放。当这个花苞完全绽放的时候，宝宝就从里面娩出了。

（五）产褥期

1. 心理健康问题

（1）睡眠障碍　大约 40% 的产妇产后会出现睡眠障碍。产妇出现睡眠问题主要是由于产后精神紧张、情绪问题，以及新生儿的睡眠不规律、哭闹、每隔 2 ～ 3 小时喂奶等原因引起的。睡眠障碍可能会导致产妇疲乏、烦躁、身体疼痛等不适感受，影响身体恢复，伴发躯体疾病，还会引起记忆力减退、注意力难以集中等认知功能的不良影响。

（2）产后抑郁　产后 4 周内发生的抑郁症称为产后抑郁。产妇是罹患抑郁症的高危人群，产后抑郁很多的症状会涉及孩子，如产妇对自己的婴儿冷淡，缺乏与婴儿的互动，不能正常地给婴儿喂食，把养育婴儿当作是一种负担，体验不到照看婴儿的快乐，完不成喂奶、换尿片等基本任务，甚至出现伤害婴儿的想法及行为。

2. 心理健康维护

（1）合理饮食　增加富含优质蛋白质及维生素 A 的动物性食物和海产品；产褥期食物多样但不过量，重视整个哺乳期营养；忌烟酒，避免浓茶、咖啡；保证饮水量，要求比一般人增加 500 ～ 1000mL，达到 2L/d。

（2）适当运动　经阴道自然分娩的产妇产后即可起床活动，于产后第 2 日可在室内随意走动；行剖宫产的产妇应遵医嘱适当活动，剖宫产术后可以用收腹带托举腹部，以减轻伤口疼痛，待伤口不再感到疼痛时，应做产后康复锻炼；产后 6 周开始可以进行有氧运动，如散步、慢跑等。

（3）心身同休　产妇需要多关注自己，给自己心灵喘息的机会，慢慢适应产后生活，逐渐与婴儿建立良好的联结，不强求自己去亲力亲为所有的事情，照顾好自己。

（4）有效沟通　在与家庭成员相处中，都要学会换位思考，多倾听对方的需求，多了解和尊重对方的想法，体谅对方的感受，积极地回应对方的需求，做到有效沟通，营造和谐氛围。

（5）觉察情绪　产褥期产妇的心理比较脆弱，情绪不稳定，尤其产后 1 周最为明显。需要及时觉察自己的不良情绪和身体需求，学会倾诉，宣泄不良的情绪，适当休息。短暂的休息调整并不是不尽职的表现，而是尽快地调整好自己的状态。

（6）建立关系　母亲与婴儿有着天然的联结，这种关系在孕期就开始建立。当母亲创造一个以婴儿为中心的环境，能够激发出母亲身上最好的东西，而这样的环境可以使婴儿得到足够好的情感支持，而妈妈也可以沉浸在母爱的付出当中，放下忧虑、琐事，享受美好时光。母乳喂养是一种非常好的增进母婴关系、帮助母亲尽早进入角色的方式。

三、老年期心理健康问题与维护

（一）心理健康问题与维护

1. 孤独与心理维护　个体进入老年期，社会交往减少，交往圈子缩小，很容易产生离群后的孤独感，严重的孤独感有碍老年人健康。研究表明，孤独与认知功能的下降、阿尔茨海默病的患病率，以及心血管疾病的患病率密切相关，甚至导致死亡率增高，影响老年人寿命。

改善孤独，需要建立和维持良好的家庭功能，提供良好的社会支持系统，鼓励老年人加强人际交往，丰富其业余生活，发展兴趣爱好，老有所学，老有所用。

2. 焦虑与心理维护　进入老年期，老年人生理功能衰退，出现多种慢性疾病，生活节奏发生明显变化，心理承受力降低，都是引起老年人焦虑的原因。研究表明，我国老年人焦虑障碍的患病率达到 6.79%。焦虑障碍正在成为老年人的"隐形杀手"。焦虑情绪常常表现为不可控制的、持续的、与现实处境不相符的提心吊胆、烦躁、易激惹、坐立不安，还会出现心悸、胸闷、颤抖、尿频、出汗等各种自主神经功能紊乱的躯体不适症状。长期的焦虑，会降低老年人的生活质量，影响家庭氛围，引起躯体疾病，甚至增加死亡风险。

改善焦虑，可以鼓励老年人表达自己的想法，用书写日记的方式宣泄情绪，学习呼吸、肌肉、冥想等放松技能，适当运动，多参与家庭、朋友、社会组织的团体活动，建立积极的人际关系，争取更多的社会支持。

3. 抑郁与心理维护　老年人退休后经常会为社会上的某些不尽如人意的现象而忧心忡忡，也会回忆自己的人生道路上经历了各种各样的坎坷，同时，身体的某些不适或慢性疾病，因不能够治愈而让自己过度的担忧害怕，有时还会因为得不到子女和周围人的理解和体谅，甚至被忽视，而变得郁郁寡欢。抑郁的老年人往往出现情绪低落，对日常生活中的兴趣减退或消失，内心没有愉悦感，精力不足，疲乏感明显，觉得生活没有意义，对前途悲观，自我评价低，不愿与人交往，经常回忆痛苦的经历，甚至有轻生的念头或行为。

改善抑郁，需要注意老年人的饮食营养，合理补充维生素、蛋白质等，养成良好的作息习惯，保持良好的睡眠。适当加强运动，培养兴趣爱好，家人多关心与支持，必要时要寻求专业医师的诊治，开展药物治疗、物理治疗或者心理治疗。

4. 睡眠障碍与心理维护　睡眠障碍是老年人最常见的问题之一。调查显示，我国 60 岁以上老年女性和男性人群出现睡眠问题的比例分别为 58.2% 和 49.2%。睡眠障碍常常表现为睡眠量与质的异常，或是睡眠过程中发生的一些临床症状，如入睡困难、多梦、睡眠不实、早醒、嗜睡、引起呼吸暂停的打呼噜等。

改善睡眠障碍，老年人应该了解一些健康睡眠的科学常识，养成规律作息的良好习惯，做好睡前准备，保证卧室舒适，营造良好的睡眠环境，保持愉悦的心情，坚持日常的运动锻炼，不要把睡眠当成一项任务，不要过度关注睡眠、害怕睡眠，积极就医，不要讳疾忌医，也不要道听途说、盲目治疗。

5. 疑病与心理维护　随着年龄的增加，身体逐渐老化，慢性疾病的发生风险越来越高，老年人往往会出现对死亡的恐惧，怀疑自己会患有某种疾病，疑病的现象逐渐形成。疑病在很大程度上是对死亡恐惧的一种防御反应或过度的关注。有着疑病观念的老年人，会出现一些身体的不适，因此常常到医院进行反复的身体检查，但是检查结果不支持某种疾病，在医师反复告知的前提下，他们仍然不相信，为此而紧张焦虑。

改善疑病，首先需要陪伴。身体的不适往往与情绪状态有着密切的关系，老年人存在焦虑、抑郁等不良情绪，就会更容易出现身体不适，这也是疑病的最早期表现。家人多陪伴老年人，多和他们聊天，关心和尊重他们的心理需求，对疑病是有帮助的。如果比较明显的疑病，就需要寻求精神心理专科医师的诊治帮助，开展药物治疗、心理治疗、物理治疗等，来帮助疑病的老年人。

6. 偏执与心理维护　随着老年人生理的变化、感觉器官的衰老，导致人际交往的困难，大脑衰老带来神经功能的退化，引起认知功能下降，这些都可能造成老年人出现过于主观固执、敏感猜疑、自我为中心的心理问题。偏执的老年人不容易适应新环境，对意外事件的应变性差，会让人感觉无可奈何，甚至不可理喻。

改善偏执，还是以预防为主，培养老年人更多的兴趣爱好，营造和谐的家庭氛围，督促老年人养成健康的习惯，注意饮食，保证脑营养的需要。增加社会交往，多去结交志同道合的朋友，学会换位思考，纠正极端歪曲的想法。

（二）特殊老年人的心理健康问题与维护

1. 离退休老年人的心理健康问题与维护

（1）离退休综合征　离退休综合征是指离退休后的老年人不能适应社会角色、生活环境的变化，出现焦虑、抑郁、恐惧等消极情绪，产生偏离常态行为的一种适应性的心理问题。常常表现为孤独、固执、失落感、抑郁、焦虑等，甚至会引发多种躯体疾病，影响老年人的身体健康。离退休综合征主要有以下四大症状。

1）无力感：随着年龄的增长和生理功能的下降，老年人会逐渐意识到自己的衰老，对衰老感到无法抗拒、无能为力。面对"岁月不饶人"的现实，老年人常感到无奈和无力。

2）无用感：年轻时在日常工作岗位上，事业有成、受人尊敬的老年人，离退休后，感觉自己无用武之处，心理上会产生巨大的落差感和无用感。

3）无助感：离退休后，老年人的社交活动减少，社交范围变窄，很容易出现孤独感，老年人常感到无所适从，产生对现实的无助感。

4）无望感：无力感、无用感、无助感，导致老年人对于未来感到失望，甚至绝望。如果老年人再遭遇疾病、丧偶等不良生活事件，更会加重老年人的无望感。

（2）离退休综合征的心理健康维护

1）调整认识，积极面对：衰老是每个人都要面对的自然现象，离退休也是不可避免的，老年人需要在心理上认识和接纳这个事实。离退休后的生活也是人生的一个重要的组成部分，应该将离退休生活视为另一种绚丽人生的开始，重新安排自己崭新的生活，做到老有所为、老有所学、老有所乐。

2）扩大社交，重归社会：良好的人际关系可以排解孤独寂寞，增添生活乐趣。在家庭中，家庭成员间也要建立和谐的人际关系，营造和睦的家庭气氛。如果老年人体力和精力允许，又有一技之长，可以积极寻找机会，做一些力所能及的工作，回归社会，让生活充实起来，体现自我价值。

3）善于学习，培养爱好："活到老，学到老"。大脑越用越灵活，可以延缓智力衰退，通过学习来更新知识，避免与外界隔绝，与时俱进，跟上时代的步伐。离退休后的老年人有充分的闲暇时间，可以有意识地培养自己的兴趣爱好，丰富和充实自己的离退休生活，还可以增进身心健康。

4）生活自律，运动健身：老年人规律的生活起居，良好的饮食卫生习惯，戒除不良嗜好，采取适合自己的休息、运动和娱乐形式，加强适当的运动，有利于身体的保健。

5）药物治疗，心理治疗：出现严重的离退休综合征的老年人，应该主动寻求专业医师的帮助，避免讳疾忌医。必要时需要在医师的指导下开展药物治疗和心理治疗。

2. 空巢家庭老年人的心理健康问题与维护

（1）空巢家庭和空巢老人　空巢家庭是北京大学人口研究所蔡文媚教授较早提出的概念。空巢家庭是家庭生命周期中的一个阶段，是指子女长大成人后，从父母家庭中分离出去，只剩下父母双方或一方独自生活。空巢老人，是指那些身边无子女共同生活的老年人，其中既包括无子女的老人，也包括与子女分开居住的老人。

（2）空巢家庭老年人的心理健康问题　空巢家庭问题实质是老年安全感危机。空巢老人身边缺少监护人，他们与家人及社会之间的信息发生了断层。如果空巢老人经济状况不好，社会支持少，缺少亲人照顾，缺乏自己的兴趣爱好，很容易产生孤独感，甚至有的老人可能出现焦虑、抑郁等严重心理问题或疾病。

（3）空巢家庭老年人心理健康维护

1）参加社会活动：空巢老人可以学习更多有利于身体健康的常识，积极参与社会活动，认识更多的朋友，促进良好的人际关系，排解不良情绪，提高自我价值感，改善身体及心理的健康，增加幸福感。

2）培养兴趣爱好：培养兴趣爱好可以使老人在生活中寻找乐趣，日常生活变得更充实，使老年人开阔胸怀、转移情感，以积极的心态更好地面对空巢的生活。

3）合理运动：空巢老人通过锻炼身体，合理运动，如快走、慢跑、舞蹈、游泳、打太极拳等。

4）建立危机意识：空巢老人要有安全危机意识，主要从生命安全、生活安全两方面建立。生命安全，包括家中常备急救药物、将大字版的应急联系人（亲人、朋友、社区工作者）的联系方式和急救电话，放在便于查找的地方，了解常见安全问题，如跌倒、噎食、烧烫伤等情况的自救方法。生活安全，包括老人要对生活中的用水、用电、取暖、煤气有安全意识，还要有防诈骗的意识。

5）关爱空巢老人：亲人要多看、多聊、多理解空巢老人，要常回家看看，多陪伴老人，帮助老人及时解决生活中的具体问题。不能做到的话，也要经常打电话、发微信、视频聊天，了解老人的身体心理状况，给予他们最大程度上的理解和关怀。

3. 丧偶老年人的心理健康问题与维护

（1）丧偶综合征　丧偶综合征是指人突然失去伴侣，内心悲伤无处倾诉，哀伤情绪日积月累而形成的心身疾病。对于老年人来说，相依为命的爱人去世，无疑是严重的创伤和沉重的打击。老年人在遭遇老伴去世这样的心理危机事件时，不容易重新建立心理的平衡，容易引起严重的精神心理问题或疾病，同时还会加重原有的躯体疾病，值得我们重视。

丧偶老年人的心理反应有四个阶段。

1）麻木无兴趣：在老伴儿刚刚去世的一段时间里，常常没有什么强烈的反应，甚至有些麻木，他们好像表面上对一切都无所谓，对任何事情也都不感兴趣了，那是他们还没有完全接受另一半已经离开的现实。

2）思念和痛苦：麻木之后，丧偶老人会逐渐意识到老伴儿已经永远地离开了自己。过度沉浸在对老伴儿的无尽思念中，痛苦不堪。

3）恼怒和抱怨：处于这一阶段的居丧老年人可能会怨恨自己，也会怨恨当初医师没有尽心治疗老伴儿的病，会埋怨儿女没有好好地照顾老伴儿。对身边的很多人，他们都有可能产生恼怒或抱怨的心理。

4）生活无头绪：丧偶老年人的生活混乱，没有头绪。他们很难习惯和适应缺少老伴儿的生活，许多丧偶的老人在老伴儿去世后，很长时间都难以抚平创伤，不能恢复正常生活。

（2）丧偶综合征的心理健康维护

1）避免自责：老年人丧偶后常常会觉得自己有很多地方对不起老伴，这种自责和内疚，会引起躯体疾病，影响健康。逝者已逝，不要过分自责。

2）接受现实：人的生、老、病、死是不可抗拒的自然规律，对老伴儿最好的怀念就是更好地生活下去。

3）自我安慰：死亡是每个人的最终归宿，谁也不可抗拒，应该多多保重自己的身体。

4）宣泄痛苦：宣泄情绪，有助于我们摆脱痛苦，如大哭一场，或者把我们的怀念之情用文字的方式写出来等。

5）转移注意力：把老伴儿的遗物暂时收藏起来，把注意力转移到当下和未来的生活中去。

6）寻求新的生活方式：老伴儿已逝，需要关注到自己身边的子女、亲友，减少对旧时生活方式的眷恋，重新建立新的生活方式，积极地面对生活，才是悼念老伴儿最好的方式。

7）接受新生事物：丧偶老年人要主动地、积极地走出心理阴影，接受新生事物，增加社会人际交往，不断地充实生活。

8）争取社会支持：争取获得更多的社会支持，多和亲朋好友谈心，多倾听他们的意见和劝慰，也可以求助于心理咨询，改善负面情绪，保持心理平衡。相信只要积极面对，迎接老年人的必定是充满希望的明天。

第五章 心理健康教育与心理健康促进

随着社会的进步和发展，生活条件的改善，人们越来越认识到健康的重要性，并积极采取各种手段增进躯体的健康。当人们面对社会的各种竞争和压力，随着健康观念的转变，也体会到心理健康的重要性。由此，心理健康教育与心理健康促进工作越来越受到党和政府的重视，在卫生、教育等领域被广泛开展。

一、心理健康教育与心理健康促进的概念

（一）心理健康教育的概念

心理健康教育是旨在通过采取各种行之有效的、有针对性的活动，帮助对象人群或个体形成健康的心理，从而更好地适应社会，正常、健康地成长和发展。心理健康教育既包括帮助受教育者维持正常的心理状态，也包括帮助已经出现了不良心理状态及不健康者及时摆脱不良的心理状态，实现心理疾病的预防、治疗康复及提高心理健康水平。

开展心理健康教育要依据心理学的理论和技术，采用健康信息传播、日常教育等措施，根据受教育者的生理、心理发展规律，有目的、有计划、有组织、有系统地培养他们良好的心理素质，开发心理潜能，进而促进身心和谐发展和素质的全面提高。

（二）心理健康促进的概念

WHO 定义健康促进：促使人们维护和提高自身健康的过程，是协调人类与环境的战略，规定个人与社会对健康各自所负的责任。

心理健康促进是健康促进的重要组成部分，在建立个人、家庭、社区的多元整合结构的基础上，通过制定政策，创建良好的社会环境，采取积极行动与方案的介入，促进个体提升幸福健康的水平和能力。同时，改进与优化国家和社会相关政策、公共服务体系，提升个体生活质量和促进整个社会和谐。

1986 年，在首届国际健康促进大会上，通过健康促进的五个活动领域。

1. 建立促进健康的公共卫生政策 多样而互补，包括政策、法规、财政、税收和组织改变等。由此可将健康问题提到各级政府部门的议事日程上，使各级政府部门了解其决策对健康的影响及所承担的健康责任。

2. 创造健康支持环境 创造安全、舒适、满意、愉悦的工作和生活条件，为人们提供免受疾病威胁的保护，促使人们提高增进健康的能力及自立程度。

3. 加强社区行动　发动社区力量，利用社区资源，形成灵活体制，增进自我帮助和社会支持，提高解决健康问题的能力。

4. 发展个人技能　通过提供健康信息和教育来帮助人们提高做出健康选择的能力，使人们更有效地维护自身健康和生存环境。

5. 调整卫生服务方向　卫生部门不应仅仅提供临床治疗服务，而应该将预防和健康促进作为服务模式的一部分。卫生服务责任应由个人、社区组织、卫生专业人员、卫生机构、商业部门和政府共同来承担。

心理健康教育必须以心理健康促进战略思想为指导，得到心理健康促进的支持。心理健康促进框架包含心理健康教育，心理健康促进需要心理健康教育来推动和落实。

二、心理健康教育的目标、任务与功能

（一）心理健康教育的目标

心理健康教育的目标是提高受教育者心理素质和心理健康水平的重要途径之一。通过各种形式教育，使受教育者了解基本的心理学知识，增强心理健康意识，促进心理的健康发展，是心理健康教育的主要目的。心理健康教育的具体目标是维护、形成、促进个体或团体的心理健康，从而提高个体或团体的整体心理健康水平，为全面发展提供良好的基础。

（二）心理健康教育的任务

心理健康教育的任务是按照个体不同年龄发展阶段的心理特征和心理发展规律，通过各种有益的教育和训练，培养人们的健康心理品质，提高环境适应能力，改变不良的行为习惯，预防和消除各种心理问题及心理疾病，改善和提高患者的生活质量，促进健康和重新适应社会。

（三）心理健康教育的功能

1. 调适性功能　是指针对已经产生心理行为问题的个体，提供具体个别化的心理健康教育，使个体学会调节和适应，从而对自己和环境有一个重新的认识，改变原有不良的态度和行为，增进心理健康，达到对社会生活的良好适应。

2. 预防性功能　是指个体通过心理健康教育认识到心理状态与身心疾病之间的关系，从而提高心理素质，自觉调整心理状态，增强免疫力和社会适应能力，顺利度过成长过程中的各种困难，坚强地面对生活中的各种挫折和考验。

3. 发展性功能　是指通过心理健康教育使个体的认知能力、情感、意志等得到发展，形成良好的心理品质，提高心理成熟度，使身心得到和谐全面的发展，增强全面、主动地适应学习、工作、生活和社会的能力。

4. 增加社会功能　积极的心理健康教育还致力于使人具有积极的理想追求、较好的社会功能、高效率的工作状态、建设性的人际关系、独立自主的人格和丰富多彩的精神

生活等。

三、社区心理健康的促进策略

（一）概念

1. 社区心理健康促进 是指以社区为目标场所，利用心理学的相关理论、方法和技术，对社区内的居民提供以保障和促进人群心理健康为主要内容的健康服务，借以有效增加社区与社区居民的社会认同感、归属感、幸福感，以化解社会矛盾，促进各种社会关系的协调，提升生活质量、促进社会稳定和谐。

2. 社区心理健康教育 是一种方便、灵活的心理健康教育方式，它能解决一些尚处在萌芽状态的心理健康问题，避免这些问题带来的不良后果，它最贴近居民，了解居民的需求信息，能灵活地利用这些信息，为居民提供最佳的心理健康服务，解决居民日常生活中的一些心理问题。

（二）策略

1. 社区心理健康的促进方法 开展社区心理健康促进工作，不仅是要开展心理咨询，解决社区居民中存在的心理健康问题，及早发现和治疗心理和精神障碍，而且还要根据本社区居民的特点，利用各种途径和方法宣传心理健康的科学知识，帮助社区居民提高心理素质。

2. 心理健康促进的具体措施

（1）搭建心理服务平台 建立心理健康服务网络，依托社区卫生机构网络开展心理健康教育，处理心身问题，发挥对公众的心理健康促进作用。

（2）设置心理服务场所 在县、乡、村三级综治中心或城乡社区综合服务设施规范设置心理咨询室或社会工作室。各乡镇卫生院（社区卫生服务中心）要安排符合心理健康服务要求的场所，为有需求的居民提供健康教育、答疑释惑、心理咨询等服务。

（3）发现心理问题去疏导 在村（社区）党组织和有关部门的指导下，组织心理服务工作者、社会工作者、网格管理员、人民调解员、志愿者等，对居民摸排各类矛盾问题，及时疏导化解。

（4）开展特殊人群心理服务 利用老年活动中心、妇女之家、儿童之家、残疾人康复机构等公共服务设施，为空巢、丧偶、失独、留守老年人，孕产期、更年期和遭受意外伤害妇女，流动、留守和困境儿童、孤儿，残疾人及其家属等提供心理辅导、情绪疏解、家庭关系调适等心理健康服务。

（5）开展心理健康公益讲座 在公共场所播放理健康公益广告，各村（社区）健康教育活动室或社区卫生服务中心（站）向群众提供心理健康科普宣传资料。广泛宣传"每个人是自己心理健康第一责任人""心身同健康"等健康意识和科普知识。

第二篇 常见精神障碍识别与应对

内容提要

本章主要介绍了精神障碍常见症状、精神检查技巧和诊断思路，以及常见精神障碍（精神分裂症、抑郁障碍、双相情感障碍、焦虑障碍、精神发育迟滞、癫痫性精神障碍、痴呆及失眠）识别、诊断和治疗，并增加精神药物不良反应的处理。本篇章主要以《国际疾病分类》第 10 版（ICD-10）、第 11 版（ICD-11）和美国的《精神障碍诊断与统计手册》第 5 版（DSM-5）等国际公认的诊断标准中精神行为障碍的分类与描述定义为主线，把全书贯穿起来。因本书主要用于基层精神专科医师与全科医师的培训，读者也包括在第一线服务的精神卫生工作者、精神科临床康复师、社工及管理人员，故本篇内容以读者群体特点为出发点，力求使其了解常见精神行为障碍规范化诊疗与防治。

第六章 精神障碍常见症状

人的精神活动是人脑的正常功能，是人脑对客观事物的反应。异常精神活动是人脑功能障碍的表现，研究病态情况下精神活动的异常表现（即精神症状）的科学称为症状学，又称精神病理学。目前，精神障碍的诊断仍缺乏客观的"生物学指标"，精神科临床医师是根据症状学的理论知识和应用技能水平来辨别精神障碍的症状，并结合其他特征做出疾病分类学的诊断。

既然症状学是诊断精神障碍的主要依据之一，那么对于各种精神症状或综合征的辨认、识别、界定、评价，便显得十分重要。症状的识别训练对每一个精神科医师是必不可少的，也是一项主要的基本功。

精神症状表现不一，有时与正常精神活动相比有质或量的差别，前者较易识别，而后者常需与症状出现时的背景等因素联系起来考虑，以确定其是否异常。

人类的正常精神活动是一个协调统一的过程，为了方便描述将精神活动分为认识过程、情感过程和意志行为过程。精神障碍的症状也从以上三个方面加以讨论。

一、认识过程及其障碍

（一）感知觉障碍

1. 内感性不适　又称体感异常，是指躯体内部产生各种不舒适或难以忍受的感觉。患者往往不能明确指出部位，难以表达异样的感觉，常用牵拉、挤压、撕扯、流动、游走或虫爬等描述这种感觉，是构成疑病观念或妄想的基础。

2. 错觉　是对客观事物错误的感知，也就是把实际存在的事物歪曲地感知为与实际完全不相符合的事物，以错视、错听多见。病理性错觉患者往往对自己的感知坚信为真，不能纠正，其表述的内容常常很恐怖，常见于谵妄状态、分离转换障碍、精神分裂症、癫痫等。

3. 幻觉　是指无相应客观刺激作用于感觉器官而产生的知觉体验。病理性幻觉患者对内容坚信为真，不能纠正，并常影响或支配患者的情绪和行为，常见的幻觉如下。

（1）幻听　临床上最常见，以言语性幻听居多，幻听的内容多种多样，可为数人议论、辱骂、威胁、诽谤、批评、命令，少数为赞美，可以是陌生人的声音，也可以是熟悉人的声音。患者在幻听内容的影响下，会产生拒食、打人、毁物、自伤或自杀，甚至危害社会的行为。命令性幻听、争论性幻听和评论性幻听，常见于精神分裂症。发生命令性幻听时，患者会无条件地听从幻听指挥，具有很大的危险性；发生争论性幻听时，患者常听到两个或多个不同的声音在进行争论，争论的内容以患者为中心，一个声音是揭露患者的错误，另一个声音却为他辩护；发生评论性幻听时，患者听到评论他人或行为的声音。

（2）幻视　外界没有相应的客观事物刺激，而患者却能看见。幻视内容各异，形象清晰、鲜明和具体，但有时也较模糊。

（3）幻嗅和幻味　幻嗅，是指患者闻到一股难闻的气味，常以手掩鼻或以物塞鼻；幻味，是指患者尝到食物中特殊、令人不愉快的怪味，继而认为饭菜里有毒而拒绝吃饭。

（4）幻触　常见皮肤或黏膜表面有触摸、虫爬、针刺或触电感，也可为性接触感。

（5）假性幻觉　出现于患者的主观空间，不是通过患者的感觉器官获得的，其轮廓不清晰、不鲜明，但患者却坚信不疑。

4. 感知综合障碍　患者对客观事物整体的感知是正确的，但对这一事物的个别属性，如大小、位置、距离及颜色等的感知与实际情况不符，表现为视物变形、视物显大或显小等。

（二）思维障碍

1. 思维形式障碍　人们对既往感知过的事物，回忆时多以表象形式出现。人在日常生活中保留很多表象，但在某些时刻内仅有部分表象出现。当一个表象与另一个表象相联系，或一个表象引起另一个表象，或由一个概念引起其他相关联的概念时，这种心理过程称为联想。思维形式障碍以联想过程的障碍为主，如联想过程加快、减慢，以及表象与概念间的非规律性结合。

（1）思维奔逸 患者联想过程异常迅速，新的概念不断涌现，内容十分丰富，思维有一定的目的性，但常被环境中的变化吸引而转移其话题，不能贯彻始终（随境转移）。因联想加速，常使患者感到语速跟不上思维，表现为话题跳跃，但有别于思维破裂。

（2）思维迟缓 是一种抑制性的思维联想障碍，表现与思维奔逸相反，以概念形成缓慢、联想困难、反应迟钝为主要特点。患者言语简短，语量减少，速度缓慢，语音低沉。

（3）思维中断 患者是在无意识障碍或外界干扰等情况下的思路突然中断，表现为谈话突然中断，言语突然停顿片刻后再开口时内容又换了一个话题，患者常形容此刻的思路出现了"空白"，并赋予以妄想性的解释，主要见于精神分裂症。

（4）思维云集 又称强制性思维，是指思潮不受患者意愿的支配，强制性的大量涌现在脑内，内容往往杂乱无章，出乎患者意料之外，甚至是厌恶的，常突然出现、迅速消失。患者会强烈地感受到他的意志不起作用，根本无法抵抗，感觉完全无能为力，多见于精神分裂症、脑炎或颅脑外伤所致的精神障碍。

（5）思维散漫 又称思维松弛，表现为联想结构松弛，内容混乱，对问题的叙述不中肯，也很不切题，往往交谈困难，一般情况下谈话的语句尚完整，但语句之间的结构缺乏紧密联系，使人难以理解其主题和意义，严重者发展为思维破裂，主要见于精神分裂症。

（6）思维破裂 患者在意识清晰的情况下思维联想过程破碎，缺乏内在意义上的连贯性和应有的逻辑性，概念与概念之间完全脱节。思维结构的松弛较联想散漫时更为严重，言语支离破碎，甚至不能表达一个完整的句子，词汇杂乱堆积，称为"词的杂拌"，于精神分裂症。

（7）思维不连贯 在意识障碍情况下出现的类思维破裂，其言语内容可能更加杂乱，毫无主题可言，常见于感染或中毒、颅脑外伤引起的意识障碍、癫痫性精神障碍。

（8）象征性思维 指患者常以一些普通的概念、词句或动作表示某种意义，若不经患者解释，旁人无法理解。常见于精神分裂症。为了表示这种象征性思维不是正常人的想法，往往冠以"病理性"三个字。正常人的象征性思维或活动，与病理性象征思维有本质的区别，前者是以传统的习惯为基础，彼此相互理解，不会将象征当作现实。

（9）语词新作 患者自创一些符号、语言、文字或图形，并赋予特殊意义，他人无法理解。有时把几个不相关的概念或不完全的词拼凑成新的概念或词，代表某种新含义，常见于精神分裂症。

2.思维内容障碍 主要表现为妄想、超价观念及强迫观念等，这里主要介绍妄想相关的内容。

妄想是思维内容障碍中常见且重要的一种症状，是一种在病理基础上产生的歪曲信念、病理的推理和判断。虽不符合事实，但患者却坚信不疑。

根据结构，可分为系统性妄想与非系统性妄想两类。前者内容连贯，结构紧密，常围绕着一个中心不断发展增添新内容，使妄想内容复杂和泛化，形成一个比较固定的妄想系统，多见于妄想性障碍。后者为一些片段、零散、不固定的病理信念，常见于精神分裂症。

根据内容，可分为：①被害妄想：常见的一种妄想。患者毫无客观事实依据，坚信自己或（和）亲人受到污蔑、诽谤、打击、陷害或毒害、监视或跟踪，可伴有幻听。②关系妄想：又称牵连观念，患者把环境中与自己不相关的现象都认为与自身有关，常与被害妄想同时存在。③物理影响妄想：患者坚信自己的思想、情感、行为受到外界的干预，不受自己意志所支配。④夸大妄想：患者坚信自己具有非凡的能力、地位和权力等。⑤罪恶妄想：患者毫无根据地认为自己犯有严重错误或罪行，或将过去微不足道的琐事夸大为重大错误，自己罪大恶极应受到惩罚。⑥钟情妄想：患者坚信某一位异性对自己产生了爱情，即使遭到对方严词拒绝也毫不质疑，仍纠缠不休。⑦嫉妒妄想：患者捕风捉影地认为配偶有新欢，坚信配偶对自己不忠诚，并对配偶的行为加以监视或跟踪，有时出现报复行为。常见于妄想性障碍、偏执型精神分裂症、慢性酒精中毒所致精神障碍伴有性功能减退的男性患者等。⑧疑病妄想：患者毫无根据地认为自己患了某种严重疾病，甚至是不治之症，但患者根本不寻求检查与治疗。有的即使经过系列检查予以排除，但依然不能纠正患者的病态信念。见于更年期和老年期患者，内容荒谬者见于精神分裂症。⑨非血统妄想：患者坚信父母不是自己的亲生父母，常见于精神分裂症。⑩被窃妄想：这类妄想常见于脑器质性精神障碍的患者。患者坚称自己所收藏的东西被人偷走了，即使后来找到，患者也认为不是自己原来的东西，这可能与老年人的心理生理特征，记忆力减退有关。⑪超价观念：是指由某种强烈情绪加强的情况下，在意识中占主导地位的观念。这种观念一般都是以某种事实作为基础，由于强烈的情绪存在，患者对某些事实做出超乎寻常的评价，并坚持这种观念，因而影响其行为。超价观念并不荒谬，具有一定的可接受性和社会真实性，接近于正常人思维，也易于常人理解。⑫强迫观念：又称强迫性思维，是指某一观念反复出现于患者的思想中，患者主观上有被迫感和痛苦感。明知无必要、不合理或毫无意义并力求摆脱，但总是违背患者意愿而纠缠不休，常伴有紧张、焦躁不安或强迫行为，常见于强迫症、精神分裂症（早期或恢复期）等。

（三）注意障碍

精神活动在一段时间内集中指向某一事物的心理过程，称为注意。有选择地使精神活动指向某一特定的对象，称为主动注意；由外界或内在的刺激引起的被动指向和集中的能力，称为被动注意。通常所谓的注意是指主动注意，对所指向事物的感知最为清晰，有利于识记与分析，而被动注意指向的对象常不十分清晰。

常见注意障碍有病理性注意增强、注意涣散、注意减退、注意转移。

1. 病理性注意增强　它是指主动注意显著增强。病态的注意增强多与妄想有关，如有被害妄想或嫉妒妄想的患者十分注意怀疑人的一举一动，对微小细节都保持高度注意和警惕，并赋予一种妄想释义。有疑病妄想者则过分关注自身健康状态的某些变化。

2. 注意涣散　注意保持障碍，主动注意明显减弱。注意力不能较持久地集中某一事物上，容易分散，有时看很长时间的书，仍不知所述内容，可见于神经衰弱与精神分裂症。

3. 注意减退　主动注意与被动注意都减退，常需要较强的外界刺激才能引起注意，可见于脑器质性精神障碍、意识障碍状态、精神分裂症、抑郁症及神经衰弱等。

4. 注意转移　主动注意不能持久，被动注意明显增强。注意力随周围环境的变化而转移，以致不断改变话题和活动内容，见于躁狂症。

（四）记忆障碍

记忆是使储存于脑内的信息复呈于意识中的功能，是保存与回忆以往经历的过程。记忆包括识记、保存、回忆和再认四个基本过程，在这四个过程中，无论哪个受损或发生障碍都可产生记忆障碍。按时间分为瞬时记忆、近事记忆和远事记忆。记忆能使人类不断地积累、扩大和利用经验，提高人的智力、认识世界和能动地改造世界的能力，是人类重要的精神活动。但人也不可能把所有感知与体验都记住，越是新近识记的事物越易发生遗忘，遗忘总是由近事遗忘逐渐向远事遗忘发展。

常见的记忆障碍包括遗忘、记忆错误、记忆增强和记忆减退。

1. 遗忘　患者部分或完全不能再现以往的经历称为遗忘。病理性记忆丧失，可以表现为对某一事物或某一时期内的经历不能回忆。脑器质性疾病的颅脑外伤是常见病因，也见于精神创伤之后和神经衰弱。

（1）顺行性遗忘　对疾病发生后一段时间内发生事情的遗忘，称为顺行性遗忘。遗忘的事件和疾病同时开始，如脑外伤的患者，对他在当时受伤后的一段时间内所经历的事情，如何受伤，如何住院、如何抢救等经历都不能回忆。

（2）逆行性遗忘　对疾病发生前一段时间内发生事情的遗忘，称为逆行性遗忘，患者回忆不起在受伤前他在什么地方或正在做什么事情。

（3）进行性遗忘　以再认与回忆的损害最大，患者除有遗忘外，还伴有日益加重的痴呆与淡漠，见于老年性痴呆。

（4）心因性遗忘　主要由强烈的精神刺激后出现的创伤性情感体验引起，遗忘内容仅限于与某些痛苦体验相关的事物。

2. 记忆错误　由于再现的失真而引起的记忆障碍，称为记忆错误。患者对自身经历的事件，在发生的时间、地点或情节等方面出现错误的记忆，并坚信不疑。

（1）虚构　是指患者对实际上从未经历过的事情做虚幻的回忆，以填补自己记忆缺失部分，并信以为真。其内容往往生动、多变，带有荒诞色彩，常瞬间即忘。常见于脑器质性精神障碍、酒精中毒所致的精神障碍。

（2）错构　指患者自己过去经历过的事情，但在时间、地点、人物或情节记忆错误，并坚信为事实，且予以相应的情感反应。

（3）似曾相识感与旧事如新症　患者对新事物有一种早已体验过的熟悉感，称为似曾相识感；对已多次体验过的事物有似乎从未体验过的生疏感，称为旧事如新症，多见于癫痫。

3. 记忆增强　病理性记忆增强是指患者对病前不能够且不重要的事或细节都能回忆起来。常见于躁狂症、抑郁症、偏执状态。

4. 记忆减退　指患者整个记忆过程的普遍性减退，开始时往往涉及近事记忆，以后才涉及远事记忆，与年龄有关，临床上较多见。常见于神经衰弱、脑器质性疾病，也可见于正常老年人。

（五）智能障碍

智能是智慧与能力的合称，主要是指人们认识客观事物，并运用知识与经验来解决实际问题的能力。它是与先天素质和后天训练密切相关的一种复杂的、综合性的精神活动。智能并非单一的心理过程，它涉及人们的感知、记忆、思维等心理过程，并通过上述心理过程表现出来。

智能障碍分精神发育迟滞和痴呆两大类。

1. 精神发育迟滞　精神发育迟滞是指智力障碍发生在胎儿期、围生期、儿童期等大脑发育成熟阶段之前（18岁以前），由于多种因素致使大脑发育受阻，智力发育停留在某个阶段上，随年龄增长，患者的智力明显低于同龄正常儿童。

2. 痴呆　痴呆是指大脑发育已基本成熟，智力发育达到正常之后（18岁以后），由各种有害因素引起大脑器质性损害或大脑功能抑制，导致智力障碍，严重者称为痴呆。

（1）真性痴呆　由于脑部严重受损而发生的智能障碍。一般说来，病变多呈进行性，而且持续时间长，甚至终身不愈。患者常有智能、记忆和人格的全面损害，严重影响其社会功能。

（2）假性痴呆　由强烈精神创伤引起的类似"痴呆"状态。患者大脑并无任何器质性损害，系大脑功能抑制的结果。经适当正确治疗（包括药物治疗与心理治疗）之后，病情可恢复，预后良好。临床上常表现为刚塞（Ganser）综合征和童样痴呆。常见于分离转换障碍和心因性精神障碍。

（六）自知力及其障碍

自知力是指患者对自身精神障碍的认识与判断能力。自知力缺乏是指患者对自己疾病的判断和认识能力的缺乏。能正确认识自己的精神病理状态，称为"有自知力"；认为自己的精神病理状态不是病态，称为"无自知力"；介于两者之间的，称为"有部分自知力"。大多数精神障碍患者自知力丧失，有的患者在患病初期尚有自知力，随病情加重逐渐丧失。经过治疗，病情好转后患者的自知力恢复，并能对患病期间的精神异常表现做出恰当的判断和认识。因此，自知力检查对判断疗效和预后有重要意义。

二、情感障碍

情感是指人们在认识事物时的内心体验，如喜悦、悲哀、恐惧、愤怒等，是人类对客观事物的主观态度。临床常见的情感障碍如下。

1. 情感高涨　患者的情感活动显著增强，常表现为自我感觉良好，轻松愉快，兴高采烈，洋洋自得，表情丰富、生动、喜笑颜开，言谈时眉飞色舞，对外界任何事物都感兴趣，说话与动作相应增多，常带有夸大色彩。这种情感高涨具有很强的感染力，由于与环境间的统一性保持完好，其表现能为一般人理解，易引起周围人的共鸣。有时可表现为情绪不稳、易激惹，但多不持久，很快转怒为喜。常见于躁狂症。

2. 情绪低落　这是负性情感增强的表现。患者自我感觉很坏，情绪低沉，整日悲观苦闷，忧心忡忡，愁眉不展，唉声叹气，低头落泪，对生活和事物失去原有的兴趣，言语与活动明显减少，不愿见人，自觉能力降低，对工作失去信心。重者可出现自责或罪恶感，自愧难以为人、生不如死、度日如年，严重者可出现自伤、自杀观念或行为。情绪低落常伴有思维缓慢，意志活动减退，反应迟钝。但其精神活动与周围环境仍有密切联系。常见于抑郁症和各种原因所致的抑郁状态。

3. 焦虑　这是一种担心发生威胁自身健康或安全及其他不良后果的心境。正常人在预期不利或执行无把握的任务时也会出现相应的焦虑情绪。病态的焦虑是在缺乏客观因素或无充分根据的情况下，终日惶恐不安，提心吊胆，总感觉不祥或有祸事临头，但又说不出。患者出现烦躁不安、紧张恐惧，认为自己的状况不好，困扰的问题日趋复杂，无法解决，严重时会有手指震颤、肌肉紧张、坐立不安、搓手顿足、来回走动，常伴有自主神经功能紊乱的症状。急性的焦虑发作又称惊恐发作。常见于焦虑性神经症，更年期抑郁状态及神经衰弱。

4. 情感淡漠　其特点是"情感源泉的枯竭"，是指患者对外界任何刺激缺乏应有的情感反应，即使面对生离死别、久别重逢等也表现出无动于衷，对周围事物漠不关心，内心体验极为贫乏或缺失，面部表情呆板、冷淡。常见于精神分裂症、脑器质性精神障碍。例如，一位慢性精神分裂症患者在住院期间家人来探视，告知其儿子要结婚的消息，患者毫无喜色，只顾吃家人带来的零食。

5. 情感倒错　患者的情感反应与当时处境和思维内容不相称或相反。如亲人死亡时不悲反喜，遇高兴事时反而痛哭流涕等。常见于精神分裂症。

6. 情感爆发　在精神因素作用下发生的爆发性情感障碍。患者以哭笑无常、叫喊吵骂、打人毁物等为主要表现，有时表现为捶胸顿足、号啕大哭，或手舞足蹈、狂笑不已，或满地打滚，或幼稚、撒娇、做作的表演性表情或动作等。发作持续时间较短，带有浓厚的情感色彩，重者可有轻度意识障碍。常见于分离转换障碍。

7. 病理性激情　突然发生的、强烈而较短暂的情感障碍，常伴有一定程度的意识障碍与残暴行为，患者不能对其发作进行控制，以致严重地伤害别人，事后常不能回忆。常见于癫痫、较严重的颅脑外伤和中毒性精神病，也可见于精神分裂症。

8. 欣快　患者自我感觉良好，十分满意、幸福愉快，但不生动，不伴有相应的言语和动作的增多，给人以呆傻、愚蠢、幼稚的感觉。常见于脑器质性精神障碍。

9. 矛盾情感　患者对一个人或一件事同时存在两种对立的情感。这种状况的发生，并无特殊的环境因素存在，患者对此不感到矛盾，也无痛苦体验。常见于精神分裂症。

10. 易激惹　这是一种剧烈但持续较短的情感障碍，患者遇到刺激或不愉快的情况反应过敏，引起与强度不相应的反应，易生气、激动、愤怒，与人发生争吵。常见于躁狂症、精神分裂症、器质性精神障碍及神经症。

三、意志行为障碍

（一）意志障碍

意志是指人们在社会实践中，自觉地确定目的，并克服种种困难与阻力付诸行动，以实现这个预定目的的心理过程。意志又受情绪的影响，也是认识过程进一步发展的结果，对人们的社会实践具有积极的促进作用。

常见意志障碍包括意志增强、意志减退或缺乏、矛盾意向。

1. 意志增强　指患者的意志活动在某种妄想或观念的支配下所表现的固执、顽强、长期不懈地坚持某些目标和行动。

2. 意志减退或缺乏　患者在日常生活中缺乏主动性和进取心，常伴有情感淡漠和思维贫乏，对任何事物缺乏兴趣，对处境无所要求，对前途毫无理想和打算，生活懒散，不讲卫生，遇事被动，不愿与人交往与交流，需人督促或照料。常见于精神分裂症和痴呆。

3. 矛盾意向　指患者对同一事物出现两种相反的意向。

（二）精神运动及其障碍

单个较简单的随意运动，称为动作；一系列有联系的动作，称为行为。有意识的动作与行为，称为精神运动。精神运动性障碍见于多种精神障碍。

1. 精神运动性兴奋　对于整个精神活动增强而言，分协调性与不协调性两类。

（1）协调性精神运动性兴奋　与患者当时的思维、情感状态协调一致，并和所处环境关系密切，动作和行为都有一定的目的和意义，易被人理解，即患者的整个精神活动是协调一致的，这种精神运动性兴奋叫作协调性精神运动性兴奋。如轻躁狂患者的兴奋遍及精神活动的各方面，以情感高涨为基调。患者自我感觉良好，自我评价过高，思维联想加快，言谈内容夸大等，其知、情、意相互协调，并与内心体验及周围环境一致，易引起周围人的共鸣。

（2）不协调性精神运动性兴奋　患者的整个精神活动不协调，动作和行为的增多同当时的思维、情感状态不一致，缺乏目的和意义，单调而杂乱，令人费解。常见于精神分裂症青春型和紧张型，也见于谵妄状态、器质性精神障碍。

2. 精神运动性抑制　指患者整个精神活动的减低。动作、行为与言语同时减少，缺乏主动性，对外界刺激反应迟钝。常见于精神分裂症、抑郁症等。

常见的精神运动性抑制如下。

（1）木僵状态　患者不语不动、不饮不食、呆坐、呆立或终日卧床；大小便潴留；不咽唾液，任其沿口角外流；表情呆滞，问之不答，对刺激缺乏反应，但在无人时可稍有活动或自进饮食，自动解大小便。重者可出现蜡样屈曲、空气枕头等表现，不及时治疗，可持续很长时间。严重抑郁时出现的木僵状态，一般程度较轻，若与患者交流不愉快事件，可以引起患者表情变化（如流泪等）。常见于精神分裂症、抑郁症、应激相关精神障碍，以及分离转换障碍、器质性精神障碍。

（2）蜡样屈曲　患者的肢体任人摆布成任何姿态，毫不抗拒，即使摆出极不舒服的姿势，也可长时间保持不变，满头大汗也不主动变换体位。如患者僵卧在床上，抽取头下枕头后，依然保持枕着枕头的姿势，即使很长时间也不主动纠正，称为空气枕头。

（3）被动服从　患者对任何意见和要求都无条件地接受，甚至是一些不愉快的、无意义的、使其难受的动作也绝对服从。

（4）违拗症　患者对所要求的指令不但没有反应，反而表现抗拒，分为被动性违拗与主动性违拗。被动性违拗是指患者拒绝执行任何指令，对别人的要求，一概加以拒绝。主动性违拗是指患者做出与要求全然相反的动作。

3. 强迫性动作　患者的内心反复纠缠出现的动作。明知没有必要，但也无法摆脱，内心痛苦不堪，焦躁不安，有迫切的治疗欲望。常见于强迫症，也见于精神分裂症早期。

4. 作态　患者做出一些古怪的、愚蠢而幼稚的动作和姿态，如做鬼脸、尖调说话、用足尖走路等，使人感觉像故意装出来似的，又称装相。常见于精神分裂症和器质性精神障碍。

四、意识障碍

意识是指人们对客观环境和自身的认识能力，是人类所特有的个体与环境关系的一种特殊反映形式。前者称为周围环境意识，后者称为自我意识。意识活动是通过脑干网状结构的上行激活系统和大脑皮层的功能活动共同实现的。意识障碍可由各种病因所致的脑功能抑制引起，脑功能抑制的程度与致病因素的性质、程度、持续时间有关，也与意识障碍的程度密切相关。

（一）周围环境意识障碍

1. 以意识水平障碍为主的意识障碍　临床上常见的有嗜睡状态、意识混浊状态、昏睡状态、昏迷状态等。

2. 以意识范围缩小为主的意识障碍　临床上常见的有意识朦胧状态、漫游性自动症（梦游症、神游症）等。

3. 以意识内容改变为主的意识障碍　临床上常见的有谵妄状态、精神错乱状态、梦样状态等。

（二）自我意识障碍

1. 人格解体　患者感到自身有特殊改变，甚至已经不存在了。患者对自己的精神活动和躯体的存在丧失真实感或现实感，有的患者感到自己不能与他人情感共鸣，不能产生正常情绪。例如认为自己的灵魂已脱离身体，或感觉自身躯体变得模糊等，可见于抑郁症、神经症、精神分裂症和器质性精神病。

2. 双重人格或者多重人格　双重人格或者多重人格是统一性意识障碍的表现，患者在同一时间内表现为完全不同的两种人格。

3. 交替人格　交替人格是同一性意识障碍的表现。患者在不同时间内交替表现为两种完全不同的人格，常见于分离转换障碍，也见于精神分裂症。

4. 人格转换　患者否认原来的自身，而自称是另一个人。

第七章　精神障碍的检查与诊断

一、精神检查的基本技能

（一）建立良好的医患关系

在精神科，建立良好的医患关系尤为重要。由于缺乏可靠的客观诊断指标，精神科临床诊断的确定在很大程度上依赖完整、真实的病史和全面有效的精神检查。另外，部分精神障碍患者对自己的精神状况缺乏自知力，对治疗采取排斥甚至拒绝的态度，这时，与患者的家人建立密切、合作的关系，会帮助形成广泛的治疗联盟，提高治疗的依从性。因此，在精神科，良好的医患关系也是一种治疗关系，也能促进医患之间的相互理解、信任，减少医疗纠纷的发生。

建立良好的医患关系，医师应该遵循以下原则：①相信医患之间可以建立彼此信任的关系，患者是可以交流、沟通的。②不以医师本人的价值取向评判患者的价值观和生活态度，尊重患者的人格、信仰和文化。③要因时、因人，采用不同的方法建立疾病的因果联系，或做出有意义的解释，充分了解患者的疾病行为和情绪反应。④在诊断和治疗过程中，给患者切实的医疗帮助。⑤理解医患关系是一个动态的关系，医师应根据情况适时做出调整。⑥医患关系是围绕着疾病的诊疗而形成的，也仅仅局限于求医和提供医疗帮助的过程，不应发展任何超出此范围的人际关系。

（二）面谈的基本原则与技能

面谈是精神科医师需要掌握的核心临床技能，与其他的临床学科不同，精神科医师与患者见面交谈，不仅要收集信息以便明确诊断，而且通过面谈能从完整的"人"的角度了解患者，形成良好的医患治疗关系，并能向患者进行初步的精神卫生知识宣教，让患者了解自己的病情。

1. 面谈的基本原则

（1）在与患者面谈前，应熟悉病情　全面了解患者的躯体、心理、社会、文化等方面情况，对精神障碍患者更要同时了解患者的年龄、职业、文化程度、兴趣爱好、个性特征、生活习惯、家庭经济状况及成员关系、学习或工作情况等。由于精神障碍的特殊性，常需知情人提供病史，因而应尽量扩大知情群体调查，提高面谈资料的可靠性、防止片面性。

（2）面谈开始即须告知患者自己的名字及在医疗活动中的角色　简单介绍本次面谈的流程、内涵、目的、所需时间及需要患者配合的情况等。医师与患者交流时最好平起平坐，要以端庄的仪态、温和的态度、诚恳的言语对待患者，给患者信任、舒适的感觉。

（3）要善于启发，提示或引导患者　交谈的方式应灵活，对不同对象应采用个别化原则，包括：①有的患者在表述自己的感受或经历时，会偏离主题或出现思路停顿，应给予适当的启发或引导，使患者完整地谈出想说的内容。②在接触多疑，敏感（如幻觉、妄想）的患者时，不要因其荒谬的思维而随便打断患者的讲话，更不要与患者争辩或强行指正其病态，否则将会阻碍患者的表达或引起患者的猜疑，甚至成为患者妄想的对象。③对抑郁、情绪消极的患者，医师应以热情、鼓励的话语，引导患者回忆以前的成绩。④对精神衰退或思维迟缓的患者，医师应耐心地重复主题，启发诱导患者按主题思路进行交谈和面谈。

（4）需保持高度的专业敏感性和稳定的情绪　①交谈时要防止仅注意精神因素，而忽视躯体因素。②防止只注意幻觉、妄想等阳性症状，而忽视情感迟钝，行为退缩等阴性症状、早期症状和轻度异常。③防止注意了情感反应和行为异常，从而忽视了思维和内心体验的异常。④精神病患者随时都可能有异常思维和行为，与其接触时必须时刻防止患者冲动或自伤等行为的发生。

（5）恪守职业道德，尊重精神障碍患者的隐私权　不随便议论患者羞于启齿的言行或遭遇；不任意谈论病情表现或议论患者缺陷、家事等。

2. 面谈的常用技能

（1）观察　一是观察患者的表情、眼神、姿势、说话方式与交流方式、穿着、一般状态和意识等；二是陪伴者的态度、情绪状态、身份等。这些对于诊断和风险评估都具有重要价值，对伴诊者的观察有助于早期发现潜在的医疗风险、判断家庭关系和社会影响因素等。

（2）倾听　这是最重要且基本的一项技术，医师必须尽可能耐心、专心和关心地倾听患者的诉说，尤其是言语内容背后的情感需求。如果患者离题太远，医师可以通过提醒，帮助患者回到主题。

（3）提问　提问方式主要有开放式提问、封闭式提问、结合式提问，三种提问方式可以随时转换。通过开放式提问，让患者能更开放地表达自己的感受，在涉及一些较为特殊的问题时再做针对性询问式交谈，目的在于得到更具体和更详尽的资料，如对处于严重抑郁发作状态的患者，必须询问有关自杀的问题。在交谈的后期需要快速排除其他问题时，可以采用封闭式提问，如有无烟酒嗜好等。

（4）非言语沟通　眼神、手势、身体姿态等构成了非言语交流的主体，医师可以通过使用这种手段鼓励或制止患者的谈话。对于部分患者，医患间的身体接触有助于缓解患者的焦虑紧张情绪，如有力地握住患者的手，或轻拍患者肩膀，可迅速缩短人际距离。

（5）澄清　即弄清楚事情的实际经过，以及整个过程中患者的情感体验。在澄清时，应注意少问"为什么"，多问"你具体觉得怎样""能更详细地说一些具体细节吗"等。

（6）代述 患者不好意思说出有些想法和感受，或是不愿明说，然而对患者又十分重要的时候，医师可以代述。

（7）重构 把患者说的话用不同的措辞和句子加以复述或总结，但不改变患者说话的意图和目的。重构可以突出重点话题，也向患者表明医师能够充分理解患者的感受。

（8）鼓励表达 除了前文提到的非言语性交流方式，医师可以用一些未完成句，鼓励患者接着说下去，可以适当举例或用医师本人的亲身经历引发患者的共鸣。

二、精神障碍的检查

（一）精神检查

1. 内容

（1）外表与行为

1）外表：包括体格、体质状况、发型、装束、衣饰等。严重的自我忽视如外表污秽、邋遢，提示精神分裂症、酒精或药物依赖及痴呆的可能；躁狂患者往往有过分招摇的外表；明显的消瘦除了考虑伴发严重的躯体疾病外，年轻女性患者也应考虑神经性厌食的可能。

从面部的表情变化可以推测一个人目前所处的情绪状态，如紧锁的眉头、无助的眼神提示抑郁的心情。

2）行为：包括活动的量和性质。躁狂患者总是活动过多，不安分；抑郁患者少动而迟缓；焦虑的患者表现出运动性的不安等。

了解患者与周围环境的接触情况，是否关心周围的事物；是主动接触还是被动接触；合作程度如何。躁狂患者倾向于打破社会常规，给人际交往带来种种麻烦；精神分裂症患者在社交行为上是退缩的；有的痴呆患者会出现显著的社交障碍。另外，还需关注患者能否照顾自己的生活，如自行进食、更衣、清洁等。

（2）情绪状态 情感活动可通过客观观察与主观询问两个方面来评估。客观表现可以根据患者的面部表情、姿态、动作、语音、语调、自主神经反应（如呼吸、脉搏、出汗等）来判定。主观的体验可以通过交谈，设法了解患者的内心世界。可根据情感反应的强度、持续时间和性质，确定占优势的情感是什么，包括情感高涨、情感低落、焦虑、恐惧、情感淡漠等；情感的诱发是否正常，如易激惹；情感是否易于起伏变动，有无情感脆弱；有无与环境不适切的情感，如情感倒错。如果发现患者存在抑郁情绪，一定要询问患者是否有自杀观念，以便进行紧急风险干预。

（3）言谈与思维

1）言谈的速度和量：可以反映有无思维奔逸、思维迟缓、思维贫乏、思维中断等。

2）言谈的形式与逻辑：可以反映思维逻辑结构如何，有无思维松弛、思维破裂、象征性思维、逻辑倒错或词语新作、病理性赘述等。

3）言谈内容：可以反映是否存在妄想、超价观念、强迫观念等异常思维内容。了解妄想的种类、内容、性质、出现时间、是原发还是继发、发展趋势、涉及范围、是否系统化、内容荒谬还是接近现实，与其他精神症状的关系等。

4）感知觉：有无错觉或幻觉，错/幻觉的种类、内容、出现时间和频率、与其他精神症状的关系。

5）认知功能：①定向力：包括自我定向，如姓名、年龄、职业，以及对时间、地点、人物及周围环境的定向能力。②注意力：评定是否存在注意减退或注意涣散，有无注意力集中方面的困难。③记忆：评估即刻记忆、近记忆和远记忆的完好程度，是否存在遗忘、错构、虚构等症状。④智能：根据患者的文化教育水平适当提问，包括一般常识、专业知识、计算力、理解力、分析综合能力及抽象概括能力，必要时可进行专门的智能测查。

6）自知力：经过病史的采集和全面的精神状况检查，医师还应大致了解患者对自己精神状况的认识，应该要求患者对自己整体精神状况做出判断，可由此推断患者的自知力，并进而推断患者在今后诊疗过程中的合作程度。

2. 特殊情况的精神检查

（1）意识障碍患者 如果一个患者出现神情恍惚、言语无条理、行为无目的、睡醒节律紊乱情况，高度提示该患者可能存在意识障碍，应从定向力、即刻记忆、注意力等几个方面评估。评价意识障碍的严重程度，分析造成意识障碍的原因，以便紧急采取挽救患者生命的措施。

（2）不合作患者 患者可能由于过度兴奋、过度抑制（如缄默或木僵）或敌意而不能配合医师的精神检查。医师只有通过对以下几方面细心的观察，才能得出正确的诊断推论。

1）一般外貌：可观察患者的意识状态、仪表、接触情况、合作程度、饮食、睡眠及生活自理状况。

2）言语：有无自发言语，是否完全处于缄默；有无模仿言语、持续言语；缄默患者能否用文字表达自己的思想。

3）面部表情：有无呆板、欣快、愉快、忧愁、焦虑等；有无凝视、倾听、闭目、恐惧表情；对医务人员、亲友的态度和反应。

4）动作行为：有无特殊姿势，动作增多还是减少；有无刻板动作、模仿动作；动作有无目的性；有无违拗、被动服从；有无冲动、伤人、自伤等行为。对有攻击行为的患者，应避免与患者发生正面冲突，必要时可以对患者适当约束，这样会帮助患者平静下来。

（二）病史采集

病史主要来源于患者和知情者。通过知情者可以补充医师无法从患者处得到的信息。

1. 病史采集的内容

（1）一般资料　包括姓名、性别、年龄、婚姻、民族、籍贯、职业、文化程度、住址、电话号码、电子邮件地址（或其他患者愿意提供的社交账号）、入院日期、病史提供者及对病史资料可靠性的估计。

（2）主诉　主要精神症状及病程（就诊理由）。

（3）现病史　为病史的重要部分，按发病时间先后描述疾病的起始及其发展的临床表现，主要包括以下内容。

1）发病条件及发病的相关因素：询问患者发病的环境背景及与患者有关的生物、心理、社会因素，以了解患者在什么情况下发病。有无感染、中毒、躯体疾病等因素的作用，如有社会心理因素，应了解其内容与精神症状的关系，预估是发病原因，还是诱因。

2）起病缓急及早期症状表现：通常临床上将起病时间在2周之内者称之为急性起病，2周到3个月为亚急性起病，3个月以上为慢性起病。如谵妄多为急性起病，而痴呆多为慢性起病。

3）疾病发展及演变过程：内容包括：发病前的正常精神活动状况；疾病的首发症状，症状的具体表现及持续的时间，症状间的相互关系，症状的演变及其与生活事件、心理冲突，所用药物之间的关系；与既往社会功能比较所发生的功能变化；病程特点为进行性、发作性还是迁延性等；既往与之有关的诊断、治疗用药及疗效详情。

4）发病时的一般情况：如工作、学习、睡眠、饮食的情况，生活自理如何。与周围环境接触的情况，对疾病的认识态度等，都对疾病诊断有重大意义。了解病中有无消极厌世观念、自伤、自杀、伤人、冲动行为等，以便护理防范。

（4）既往史　询问有无发热、抽搐、昏迷、药物过敏史；有无感染、中毒及躯体疾病史，特别是有无中枢神经系统疾病，如脑炎、脑外伤。应注意这些疾病与精神障碍之间在时间上有无关系，是否存在因果关系；有无酗酒、吸毒、性病、自杀史及其他精神病史。

（5）个人史　一般是指从母亲妊娠到发病前的整个生活经历，包括母孕期、生长发育期、学习教育情况、工作情况、婚育情况、个性特征、宗教信仰等，但应根据患者发病年龄或病种进行重点询问；患者本人及家庭的经济状况也要了解，以便我们对患者的社会背景和生活方式有具体的印象；对于女性患者应详细询问月经史、月经周期心理生理变化以及生育史，还应了解患者既往有无犯罪记录。总之，个人史应反映患者的生活经历、健康状况、人格特点和目前社会地位等。

（6）家族史　包括双亲的年龄、职业、人格特点，如双亲中有亡故者应了解其死因和死亡年龄；家庭结构、经济状况、社会地位、家庭成员之间的关系，特别是双亲相互关系、亲子关系及家庭中发生过的特殊事件等，对患者的人格形成及疾病发生发展均有重要影响；精神障碍家族史，包括家族中有无精神障碍者、人格障碍者、癫痫患者、精神发育迟滞者、自杀者及有无近亲婚配者。精神病家族史阳性，提示患者疾病的原因可能具有遗传特质。

2.病史采集的程序　对于病史收集的程序历来存在不同的看法。精神科医师习惯先向患者家属或其他知情人采集病史，患者因不愿意住院而对医师采取抵触态度，促使医师首先向家属或知情人了解病史。医师也会选择首先和患者晤谈，在询问家属或知情人之前还需征得患者的同意，这样做充分体现了对患者的尊重。不同的方式各有优劣，因此病史收集的程序，可以因患者具体情况而定。

3.病史采集的方法　病史收集主要采取与患者晤谈、与家属和知情人晤谈、收集患者的书写材料、复习既往病历记录等方式。资料收集的过程，应当体现出精神科资料分析的基本思路，也就是说，应当一边收集一边分析，不断通过分析结果来指导下一步的资料收集的内容和方式。

（三）躯体检查

1.目的和意义　许多躯体疾病会伴发精神症状，甚至以精神行为症状作为首发表现，而相当比例的精神障碍患者也同时伴有躯体疾病。因此，无论是在门诊，还是在急诊，都应对患者进行全面的躯体及神经系统检查。

2.内容

（1）躯体检查　重点是血压、脉搏、呼吸、体温等生命体征，还包括自主神经功能紊乱症状、外伤瘢痕（特别要注意自伤、自杀的痕迹）、甲状腺、水肿征象等。

（2）神经系统检查　这是对精神科患者进行评估时非常重要的一部分。许多神经系统疾病会出现精神症状，甚至以精神症状为其首发或主要症状。不少精神障碍或精神症状也存在神经系统损害的基础，所以对精神障碍患者必须进行详细而全面的神经系统检查。对于老年人和怀疑神经系统病变的患者，必要时请神经科会诊。

（四）标准化量表

标准化量表的开发主要是用于评估某组精神症状的严重程度，而非诊断精神障碍。

1.智力测验　韦氏成人智力量表（WAIS）适用于 16 岁以上人群，包括 11 个分测验，分成言语量表和操作量表两部分。言语部分包括知识、领悟，算术、相似性、数字广度、词汇共 6 个测试。操作部分包括数字符号、图画填充、木块图、图片排列、图形拼凑共 5 个分测验。分数越高，智商越高。

2.人格测验　明尼苏达多相人格调查表（MMPI）共有 566 道题，包括 13 个分量表，包括疑病（Hs）、抑郁（D）、癔症（Hy）、病态人格（Pd）、男性-女性倾向（Mf）、妄想（Pa）、精神衰弱（Pt）、精神分裂症（Sc）、轻躁狂（Ma）、社会内向（Si）等，既可以了解受评者的个性特征，也可以对精神科诊断起到一定的提示作用。

3.精神症状评定常见量表

（1）简明精神病性症状量表（brief psychiatric rating scale，BPRS）　该量表在精神科广泛应用，一共有 18 项，按 5 类因子进行记分，并将量表协作组增添的两个项目（工作和）也包括在内。评分越高，精神症状越重。

（2）阳性与阴性症状量表（positive and negative syndrome scale，PANSS）　用于精

神科医师评定精神分裂症的阳性、阴性和一般精神病理学症状，共30项，采用1～7分的7级评分。评分越高，精神症状越重。

（3）汉密尔顿焦虑量表（hamilton anxiety scale，HAMA）　临床上评估成年人焦虑症状应用最为广泛的他评工具。共14项，采用0～4分的5级评分。评分越高，焦虑越重。

（4）汉密尔顿抑郁量表（hamilton depression scale，HAMD）　临床上评估成年人抑郁症状应用最为广泛的他评工具，有17项、21项、24项三种版本，大部分项目采用0～4分的5级评分，少数项目采用0～2分的3级评分。评分越高，抑郁越重。

（5）Bech-Rafaelser躁狂量表（bech- rafaelsen mania rating scale，BRMS）　主要用于评定躁狂发作的患者，可作为临床观察和疗效判断指标。

（6）由Young等编制的躁狂评定量表（mania rating scale，MRS）　又被称为杨氏躁狂量表（YMRS）。它与BRMS类似，主要用于评定躁狂发作患者，是常用的研究和临床观察指标和疗效判断指标。

（7）药物副反应量表（treatment emergent symptom scale，TESS）　用于精神科医师评估服用精神药物的患者所出现的副反应。既包括常见症状和体征，又包括实验室检查结果。对每项症状作三方面评定：严重程度、症状与药物的关系、采取的措施。

（8）简明精神状况量表（mini-mental state examination，MMSE）　最常用的认知筛查工具，包括定向力、记忆力、注意力和计算力、语言功能等。评分越低，认知功能越差。

（9）临床疗效总评量表（clinical global impression，CGI）　是一份总体评定量表，用以评定临床疗效，可适用于任何精神科治疗和研究对象。

4. 一般心理健康量表　90项症状清单（symptom checklist 90，SCL-90），又称症状自评量表，包括90个项目，可以全面评定受评者的精神状态。该量表被广泛用于评定不同群体的心理健康水平，如老年痴呆患者家属的心理健康状况、考试应激对学生心理状态的影响等。

（五）实验室检查

1. 常规筛查　常规筛查包括血尿便常规、生化常规、肝肾功能、血糖、电解质等。必要时可加做血脂、催乳素、脑脊液、妊娠反应、代谢产物（如苯丙酮尿症）、基础代谢率、骨密度、遗传学检查（基因多态性检测以指导用药）。

2. 毒理学检查　当患者出现精神状态的改变时，需要考虑物质滥用和戒断反应。在酒精和其他成瘾性物质摄入之后，一定时间内可在血液（如酒精）和尿液（如甲基苯丙胺、可卡因、阿片类、大麻等）中检测出来，帮助医师进行临床判断。

3. 血药浓度监测　药物浓度检测对于优化治疗和确保治疗依从性都有很大的帮助。在进行血药浓度检测之前，需要确定几点内容：测定方法是否在临床已经得到验证；药物是否已达稳态；取血时间是否正确。正确进行血药浓度检测，有助于确定依从性，确定是否中毒，确定药物相互作用，可进一步确定临床疗效，减少在治疗窗药物的中毒风险。

（六）特殊检查

1. 脑电图　脑电图（electroencephalogram，EEG）通过置于头皮的电极来测量大脑低电压的电活动，主要用于评估癫痫和其他神经系统疾病，也可用于评估器质性疾病所致精神症状，如谵妄、痴呆等。尽管很多精神障碍，如精神分裂症、抑郁障碍等都存在脑电图异常的情况，但目前脑电图并不是有决定性意义的诊断手段。

2. 头颅 CT 及磁共振成像　尽管计算机 X 线扫描断层摄影（computer tomography，CT）有助于识别器质性精神障碍的结构异常，亦能发现精神障碍患者中一些非特异性的结构改变，如精神分裂症的脑室扩大，但尚不能用来诊断主要的精神障碍。磁共振成像（magnetic resonance imaging，MRI）利用质子和外部磁场的交互作用来成像，能提供大脑横断面、矢状位、冠状位的结构细节，对于痴呆患者的脑萎缩、白质病变等敏感性更高。功能性磁共振成像（functional magnetic resonance imaging，FMRI）利用大脑加工过程中继发性的血流改变来成像，扩展了人们对于精神障碍和精神药物的理解，有助于指导药物研发和临床研究。

三、精神障碍的诊断方法

精神障碍由于缺乏客观的诊断标准，不同的医师对同一疾病的理解和认识又有差异，导致临床医师对同一患者的诊断一致性差，而诊断不一致使研究结果无法比较和难以理解，这一直是困扰精神障碍研究的重要因素之一。因此，制定统一的精神障碍诊断标准意义重大。目前，可供精神科使用的疾病诊断分类系统有世界卫生组织制定的《国际疾病分类》（international classification of diseases，ICD），中华医学会制定的《中国精神疾病分类诊断系统》（chinese classification and diagnostic criteria of mental disorders，CCMD）及美国的《精神障碍诊断与统计手册》（the diagnostic and statistical manual of mental disorders，DSM）。

（一）诊断原则

1. 症状学诊断　目前，大多数精神障碍病因不明，精神障碍的病因学诊断还有待学科发展和研究突破。因此，国际疾病分类和诊断系统中的精神和行为障碍（ICD-10）基本采用症状学分类原则。症状学诊断有三个优点：①避免了病因学上的争论。②可以使临床医师在暂时无法确立疾病分类学诊断时，依据症状学诊断采取及时的治疗措施。③保留了观察和更改诊断的途径。

2. 等级诊断　在精神科医师诊断"功能性"精神障碍之前，首先要排除器质性障碍和物质依赖。一些"病因不明"的精神障碍，如精神分裂症、抑郁发作等，其诊断标准中都规定了排除标准，要求排除"更高级别的诊断"之后才能做出该类疾病的诊断。比如，确立了"抑郁状态"的症状学诊断后，必须首先排除之前的三类精神障碍，即"器质性精神障碍、精神活性物质所致精神障碍、精神分裂症相关障碍"，才能诊断为"抑郁障碍"。

等级诊断实际上是用一元论的观点来简化复杂的临床问题，但临床经常遇到的所谓"共病"，如焦虑、抑郁经常同时出现，有时很难区分哪个更基础、更重要。

3. 共病诊断　共病是指同一患者患有两种及以上疾病。精神科的共病诊断，常常是源于各种精神障碍病因不明而产生。共病主要有三种情况：① A 与 B 同时存在但相互独立、具有不同的病因，如精神障碍与白内障共病，两者之间可能没有共同的病理基础，没有必然的内在联系，此时以"多元病论"来解释。② A 与 B 同时存在且可能具有一些相同的病理基础，如癫痫与抑郁障碍共病、抑郁障碍与物质滥用共病、神经性厌食症与边缘型人格障碍共病，两者的发生、发展可能相互影响。③ A 与 B 先后存在但可能具有一些相同的病理基础，如抑郁障碍与焦虑障碍共病，患者既往明确诊断为焦虑障碍，本次发病表现为抑郁障碍，此时不能根据等级原则来否定焦虑障碍的诊断，因为抑郁障碍不能完全解释前期临床表现，故以诊断共病为宜。

（二）诊断思路

1. SSD 诊断　精神障碍的诊断主要遵循"症状－综合征－诊断"（SSD）的过程式思维方法。首先确认精神症状（symptoms，S），然后从症状构筑综合征（syndrome，S），由综合征引出各种可能的假设诊断（hypothesis diagnoses，D1），通过鉴别诊断（differentiated diagnoses，D2），最终做出疾病分类学诊断（nosology diagnosis，D3）。在实际工作中要避免先入为主地认定某个诊断，然后寻找症状和其他信息来证明这个诊断的做法，详见图 7-1。

2. 多轴诊断　DSM-IV 的五轴诊断观点，有助于医师进行全面的资料收集，也能指导资料分析过程，使之系统、综合、逻辑清晰。五轴所涵盖的范围比单一诊断更能全面描述患者的整体状况，并为治疗方案的制定及结局预测提供全面的信息。轴 I 至轴Ⅲ都可以作为临床的主要诊断，轴Ⅳ至轴 V 作为补充资料。

轴 I ：临床综合征，或可能的临床焦点问题。一般情况下是主要诊断。

轴Ⅱ：人格障碍、精神发育迟滞。侧重于病前人格和智力发育方面的问题。

轴Ⅲ：一般躯体状况。躯体疾病的诊断对于精神障碍的处理具有重要意义，而且经常成为临床风险评估的重要内容。

轴Ⅳ：心理、社会、环境影响因素。根据一般正常人在类似情况下的体验来进行评估。

轴 V ：目前和过去 1 年内的社会功能大体评估。对康复计划和预后估计具有指导意义。

DSM-5 里虽然不再采用五轴体系，但是仍然保留了其理念，在做出疾病诊断后，需要对疾病的严重程度、功能损害情况及与疾病相关的因素进行量化评估。

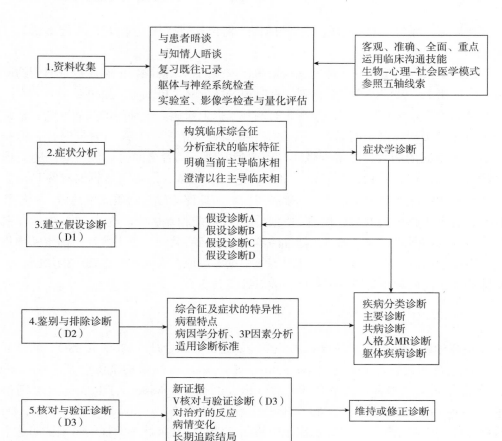

图 7-1　SSD 诊断思路

第八章　精神分裂症

【典型病例】

患者，女性，25岁，已婚。患者近2年来经常凭空能听见有人说她长得丑陋，配不上丈夫，她的丈夫已经喜欢上了别人，让她盯紧丈夫等，患者开始坚信丈夫有外遇，丈夫上班，她便尾随其后，见丈夫与女生说话便与之吵闹，说丈夫爱上了那个女人。后来患者便坐在丈夫办公室门口，一见丈夫和女同事说话就大怒，说他们在谈情说爱。近1年来，患者感到周围人都在议论她，虽然听不清楚他们在说些什么，但她越来越觉得是在说她，在指桑骂槐地讽刺她，患者气得大哭，有时也会愤怒地与之理论。近1个月，患者病情进一步加重，隔空对骂，整日与丈夫吵闹，扬言要告发丈夫，报复丈夫的情人等。

诊断：偏执型精神分裂症

一、概述

精神分裂症（schizophrenia）是一组病因未明的重性精神障碍，多起病于青壮年，常有知觉、思维、情感和行为等方面的障碍，一般无意识及智能障碍，病程多迁延，反复发作，最终导致精神残疾，给患者家庭及社会带来沉重负担。研究显示，该病是脑功能失调的一种神经发育性障碍，复杂的遗传、生物及环境因素的相互作用导致其发生。

精神分裂症是我国乃至全球精神障碍的防治重点，高患病率、高致残率、高复发率及较低的治疗率是导致精神分裂症患者与家庭因病返贫的直接原因。此外，精神分裂症患者在疾病期间有可能出现危害生命与财产安全的异常行为，给社会带来许多不安定因素，有效开展精神分裂症的防治工作已刻不容缓。

二、病因和发病机理

目前导致精神分裂症的确切病因和发病机理尚不清楚。研究显示，生物学、社会心理、神经生化等因素对精神分裂症的发病均发挥着重要作用。

生物学因素：孕期病毒感染、严重营养不良、重金属中毒、微量元素缺乏，以及围生期的产伤、缺氧等与精神分裂症有关。

社会心理因素：家庭经济状况差、应激性生活事件（童年期创伤、母婴分离、发病前应激事件等）等与精神分裂症有关。

神经生化因素：神经递质在调节和保持正常精神活动方面起着重要作用，目前许多抗精神病药物的治疗作用也与某些中枢神经递质浓度或受体功能密切相关，因此提出了精神分裂症的多种神经递质假说。其中影响最大的是多巴胺假说，即中脑多巴胺通路的过度激活与阳性精神病性症状有关，而前额叶多巴胺功能调节的低下，与疾病持久的认知功能损害和阴性症状相关。近年来谷氨酸假说、γ—氨基丁酸（γ–aminobutyric acid，GABA）假说和5–羟色胺（5-hydroxytryptamine，5-HT）假说也受到广泛地关注和重视。

三、临床表现和评估

（一）临床表现

大多数精神分裂症患者初次发病的年龄为青春期至30岁，多起病隐袭，急性起病者较少。精神分裂症的临床表现复杂，除意识障碍和智能障碍少见外，可见各种精神症状，包括以下方面。

1. 前驱期症状　在出现典型的精神分裂症状前，患者常常会出现思维、情绪、行为改变，由于这种改变缓慢，可能持续几个月甚至几年，或者这些变化不明显，当时未给予特别的关注和干预，多在回溯病史时才能发现。

精神分裂症最常见的前驱期症状表现为以下几方面。

（1）情绪改变　焦虑、抑郁、情绪不稳定、易激惹等。

（2）认知改变　古怪或怪异的观念，生活、学习、工作能力下降等。

（3）感知改变　对自我和外界感知改变。

（4）行为改变　敏感多疑、社会活动退缩、兴趣下降或丧失。

（5）躯体症状　多种躯体不适感，如头痛、睡眠和食欲改变、乏力等。

2. 精神症状

（1）感知觉障碍　精神分裂症最突出的感知觉障碍是幻觉，以言语性幻听最为常见。精神分裂症的幻听内容可以是争论性的或评论性的，也可以是命令性的。幻听有时以思维鸣响的方式表现出来，如患者想喝水，就会听见"去喝水、去喝水"。患者行为常受幻听支配，如与声音隔空对话，或侧耳倾听，或因声音发怒、大骂、大笑、恐惧，或喃喃自语。也可见到其他类型的幻觉，如患者凭空看见饭碗里有死苍蝇（幻视）、凭空感觉有人在抚摸自己的身体（幻触）、闻到卫生间有尸臭味（幻嗅）等。

（2）思维障碍　在精神分裂症的众多症状中，思维障碍是最主要、最本质的症状，因此往往导致患者认知、情感、意志和行为等精神活动的不协调与脱离现实，即所谓"精神活动分裂"。思维障碍包括思维形式障碍和思维内容障碍。

1）思维形式障碍：又称联想障碍，主要表现为思维联想过程缺乏连贯性和逻辑性，这是精神分裂症最具有特征性症状之一，与精神分裂症患者交谈多有难以理解和无法深入的感觉，患者回答经常偏离主题，抓不住要点（思维散漫）。病情严重者，言语支离破碎，无法交谈（思维破裂）。有的患者逻辑推理荒谬离奇，既无前提，又缺乏逻辑依据，甚至本末倒置，无法理解（逻辑倒错性思维）。有的患者使用普通的词句、符号甚至动作来表示某些特殊的、只有患者本人才能理解的意义（病理性象征性思维）。有时患者创造出新词或符号，并赋予特殊的意义（词语新作）。有的患者缺乏实效的空洞议论（诡辩症）。有的患者终日沉浸于毫无现实意义的幻想、宏伟计划或理论探索，不与外界接触（内向性思维）。有的患者脑海中出现两种相反的、矛盾对立的观念，无法取舍（矛盾思维）。

有的患者在不受外界影响下思维突然出现停顿、空白（思维中断），或同时感到思维被抽走（思维被夺）。有的患者可涌现大量思维并伴有明显的不自主感、强制感（思维云集或强制性思维），有时患者会感到某种不属于自己的、别人或外界强行塞入的思维（思维插入）。慢性患者可表现为概念和词汇贫乏，自觉脑子里空空的，没有什么可想的，也没有什么可说的，主动言语少，或内容空洞（思维贫乏）。

2）思维内容障碍：主要是指妄想。精神分裂症的妄想往往荒谬离奇、易于泛化。在疾病初期，患者对自己的某些明显不合理的想法可能将信将疑，但随着疾病的进展，患者逐渐与病态的信念融为一体。妄想的发生可以突然出现，与患者的既往经历、现实处境及当时的心理活动无关（原发性妄想）。也可以逐渐形成，或是继发于幻觉、内感性不适和被动体验。

最多见的妄想是被害妄想与关系妄想。妄想有时表现为被动体验，这往往是精神分裂症的典型症状。患者丧失了支配感，感到自己的躯体运动、思维活动、情感活动、冲动受他人或受外界控制，如受到电脑、无线电波、超声波、激光或特殊的先进仪器的控制而不能自主，自己几乎成了傀儡或木偶。有的患者感到自己刚一想什么事情就会被别人知道，至于别人是通过什么方式知道的，患者不一定说得清楚（被洞悉感）。被动体验常常会与被害妄想联系起来，其他多见的妄想还有嫉妒妄想或钟情妄想、非血统妄想、特殊意义妄想等。

（3）情感障碍　主要表现为情感淡漠及不协调。抑郁、焦虑、恐惧等负性情感在精神分裂症患者中也不少见，有时因这些症状导致诊断困难。

情感平淡并不仅仅以表情呆板、缺乏变化为表现，患者同时还有自发动作减少、缺乏肢体语言。情感淡漠也是常见的情感障碍。最早涉及较细腻的情感，如对亲人的体贴、对同事的关心、同情等，加重时患者对周围事物的情感反应迟钝，对生活、学习或工作的兴趣减少。随着疾病进一步发展，患者的情感日益淡漠，对一切无动于衷，丧失了周围环境的情感联系。

患者的情感反应还可表现为内在思维或外界环境的不协调。有的患者在谈及自己不幸遭遇或妄想内容时，缺乏应有的情感体验，或表现出不适切的情感。少数患者出现情感倒错，如患者得知儿子遭遇交通意外去世后，不但没有痛苦的表现，反而面带笑容，笑着告诉别人。

有的患者表现为易激惹，即使轻微的刺激或不愉快也可引起患者产生剧烈而短暂的情感反应，患者对自身的情绪控制能力下降，有时不明原因地大发脾气。

（4）意志行为异常　患者的活动减少，缺乏主动性，行为变得孤僻、被动、退缩（意志减退）。患者在工作、学业、料理家务等方面有很大困难，往往对自己的前途毫不关心、没有任何打算，或者虽有计划，却从不实施。患者可以连坐几个小时而没有任何活动，不知料理个人卫生（意志缺乏）。

有些精神分裂症患者的行为活动异常表现为紧张综合征，因全身肌张力增高而命名，包括紧张性木僵和紧张性兴奋两种状态，两者可交替出现。患者还可表现出被动性顺从与违拗。

（5）其他精神症状

1）自知力障碍：精神分裂症患者往往自知力不完整或缺失。他们不认为自己有精神病，对精神症状坚信不疑，拒绝治疗，影响治疗依从性。

2）人格缺陷：约1/4患者在发病前就具有特殊的性格基础，表现为孤僻、懒散、不善与人交往、好幻想、喜欢钻牛角尖等。但很多患者的病前性格与一般人并无明显差别，而在发病后出现人格改变。

3）强迫症状：部分精神分裂症患者有强迫症状，或在治疗过程中出现强迫症状，有些可能与氯氮平等抗精神病药的使用相关。伴有强迫症状的精神分裂症患者往往预后较差。

4）生物学症状：部分精神分裂症患者可出现睡眠障碍、性功能障碍或其他身体功能障碍。睡眠障碍较常见，表现形式多样。

3. 临床分型

根据临床症状和ICD-10将精神分裂症分为以下几个常见亚型。

（1）偏执型　最常见。以相对稳定的妄想为主，往往表现为多疑，内容荒谬，多伴有幻觉（多见幻听）。本型发病年龄较其他类型相对晚些，多在青壮年、中年或更晚些。起病缓慢，病初表现为敏感多疑，逐渐发展为明确的妄想内容。妄想范围不断扩大，有泛化趋势。妄想内容以被害妄想、关系妄想最多见，绝大多数患者有数种妄想同时存在。幻觉以言语性幻听最常见，内容多使人不愉快。本型病情发展较其他类型缓慢，如治疗彻底，预后较好。

（2）紧张型　大多数患者起病于青年或者中年，有独特的临床特征，可以交替出现紧张性木僵与紧张性兴奋，或被动性顺从与违拗，即所谓紧张综合征。目前紧张型在临床上有减少趋势，预后良好。

（3）青春型　主要在青春期发病，起病多数较急，以思维联想障碍为主，突出表现为精神活动的全面紊乱。思维散漫、思维破裂、情感不协调或喜怒无常、行为怪异或无目的性。可伴有片段的幻觉、妄想。预后欠佳。

（4）单纯型　本型起病缓慢，逐渐发展的精神衰退，幻觉和妄想不明显，早期多表现类似"神经衰弱"的症状，逐渐出现日益加重的孤僻退缩、情感淡漠、思维贫乏、懒散、丧失兴趣、生活毫无目的。本型治疗效果较差。

（5）未分化型　本型符合精神分裂症的诊断标准，但不符合上述任何一种亚型的标准，或表现出一种以上亚型的特点但没有一组明显占优势的诊断特征。

（6）分裂症后抑郁型　精神分裂症患者抑郁症状的发生率为20%～70%。精神病性症状、长期应用抗精神病药物，以及恢复自知力后由病耻感造成的心理压力都会导致抑郁情绪的产生。

（7）残留型 为精神分裂症病程迁延的结果。患者主要表现出个性的改变和社会功能的明显受损。在此基础上，患者先前所具有的典型精神分裂症阳性症状和（或）阴性症状大部分消失，只是残留个别的阳性或阴性症状，如片段的幻觉、妄想或思维贫乏、情感淡漠、意志活动减退。

（二）临床评估

评估目的在于明确精神分裂症的相关症状及其严重程度，以及是否存在共病。掌握患者的症状表现、持续时间、病程特点及风险，了解症状对患者社会功能的影响，探寻可能的社会、心理或躯体危险因素，从而为诊断和制定治疗方案提供依据。

相关评估包括：①系统的精神检查、体格检查、神经系统检查和实验室检查。②临床特征评估，常用的评估精神病性临床特征的工具包括阳性和阴性症状量表（PANSS）、简明精神病性症状量表（BPRS）。③冲动风险评估。④自杀风险评估。⑤社会功能评估，可以选择个人和社会功能量表（the personal and social performance scale，PSP）。⑥依从性评估。⑦社会支持及预后评估。根据评估结果，为患者选择合适的治疗场所和方案。

四、诊断与鉴别诊断

目前精神分裂症的诊断标准有 DSM-5、ICD-10 和《中国精神障碍分类与诊断标准（第 3 版）》（CCMD-3）。三个诊断系统关于精神分裂症的分类及描述大体上相似。

（一）诊断要点

1. 症状特点 一般患者在意识清晰的基础上（少数急性起病的患者可有意识障碍）持续较长时间出现下述症状就要考虑精神分裂症的可能，出现的症状条目越多，诊断的信度和效度就越高。

（1）思维鸣响、思维插入、思维被撤走及思维广播。

（2）明确涉及躯体或四肢运动，或特殊思维、行动或感觉的被影响、被控制或被动妄想；妄想性知觉。

（3）对患者的行为进行跟踪性评论，或彼此对患者加以讨论的幻听，或来源于身体某一部分的其他类型的幻听。

（4）与文化不相称且根本不可能的其他类型的持续性妄想，如具有某种宗教或政治身份、超人的力量和能力（如能控制天气，与另一世界的外来者进行交流）。

（5）伴转瞬即逝或未充分形成的无明显情感内容的妄想，或伴有持久的超价观念，或连续数周或数月每日均出现的任何感官的幻觉。

（6）思潮断裂或无关的插入语。导致言语不连贯，或不中肯或词语新作。

（7）紧张性行为，如兴奋、摆姿势，或蜡样屈曲、违拗、缄默及木僵。

（8）阴性症状，如显著情感淡漠、言语贫乏、情感迟钝或不协调，常导致社会退缩及社会功能下降，但须澄清这些症状并非由抑郁症或神经阻滞剂治疗所致。

（9）个体行为的某些方面发生显著而持久的总体性质的改变，表现为丧失兴趣、缺乏目的、懒散、自我专注及社会退缩。

2. 病程特点　精神分裂症大多为持续性病程，仅少数患者在发作间歇期精神状态可基本恢复到病前水平，既往有类似发作对诊断有帮助。按照 ICD-10 的诊断标准，首次发作者通常要求在 1 个月及以上时期的大部分时间内确实存在上述症状条目（1）～（4）中的任何一组（如不甚明确通常需要 2 个或多个症状）或（5）～（8）至少两组症状群中的十分明确的症状。第（9）条仅用于诊断单纯型精神分裂症，且要求病期在一年以上。但由于 ICD-10 已取消精神分裂症的分型，详细的诊断要求需要参见即将出版的 ICD-11。

3. 其他特点　家族中特别是一级亲属有较高的同类疾病的阳性家族史，躯体和神经系统检查及实验室检查一般无阳性发现，脑影像学检查和精神生化检查结果可供参考。如患者存在符合抑郁或躁狂发作标准的情感症状则不应诊断为精神分裂症，除非已明确精神分裂症症状出现在心境障碍症状之前。如精神分裂症症状与情感性症状同时发生并且达到均衡，那么即使精神分裂症症状已符合精神分裂症的诊断标准，也应诊断为分裂情感性障碍。如患者的精神症状能用脑器质性疾病、躯体疾病或物质依赖（中毒）来更好的解释，也不应诊断为精神分裂症。

（二）鉴别诊断

诊断精神分裂症需要鉴别的疾病，包括脑器质性及躯体疾病所致的精神障碍、精神活性物质所致精神障碍、妄想性障碍和心境障碍等。

1. 脑器质性及躯体疾病所致的精神障碍　患者可出现精神病性症状，如幻觉或妄想，但症状发生于脑器质性疾病或躯体疾病之后，详细的病史采集、体格检查和实验室检查可有阳性发现。

2. 精神活性物质所致精神障碍　患者可出现幻觉、妄想等症状，但症状的发生与精神活性物质的使用相关，详细的病史采集、体格检查、实验室检查可以发现相关信息，帮助诊断。

3. 妄想性障碍　妄想性障碍是以一种妄想为特点，严重者可能在妄想基础上出现与妄想相关的感知障碍（如幻觉），但是这些症状均是围绕其妄想内容，并与之相关。精神分裂症常伴有其他特征性症状，如持续的幻觉、思维紊乱、阴性症状、怪异行为、进行性衰退等特征，以助鉴别。

4. 心境障碍　心境障碍以情感高涨或低落，伴有相应的认知和行为改变为主要临床表现。一些心境障碍患者可能出现幻觉、妄想等精神病性症状。

精神病性症状常常与患者的心境状态协调，受情绪状态影响。而精神分裂症患者思维障碍是最本质的症状，主要表现为感知觉、情感活动和意志行为活动的不协调，思维联想过程缺乏连贯性和逻辑性，妄想往往荒谬离奇、易于泛化，情感活动主要表现为情感迟钝或平淡，患者的行为活动缺乏主动性，被动、退缩等，易于鉴别。

五、治疗策略

目前，精神分裂症的治疗主要是以药物为主、非药物治疗为辅的策略。精神分裂症药物治疗在病程的不同时期，治疗目标不同。急性期的治疗目标主要是缓解各种精神症状，恢复自知力；恢复期的目标主要是防止已缓解的症状反复或进一步提高控制症状的疗效；维持期的目标是除了预防病情恶化外，还有提高患者维持治疗的依从性和功能康复，以帮助患者回归社会。

（一）治疗原则

精神分裂症药物治疗应遵循"早期、足量、足疗程"和"全病程治疗"的原则。药物治疗实行个体化治疗，可从小剂量开始，经 1 ～ 2 周达到最佳有效治疗剂量。定期评价药物不良反应，并对症处理。

1. 急性期治疗　包括首发病例和复发病例，疗程至少 6 ～ 12 周，药物的种类和剂型要根据患者的临床表现、对药物敏感性、不良反应、躯体状况、年龄等方面综合考虑。对于兴奋不合作患者，可以选择肌内注射的抗精神病药物控制症状。首发患者尽量选择第二代抗精神病药。复发患者可参照既往用药史，优先选择曾经有效的药物。

2. 巩固期治疗　在急性期治疗使阳性症状缓解后以原有效药物、原有效剂量继续巩固治疗至少 6 个月，期间可辅以心理治疗和物理治疗。

3. 维持期治疗　经过巩固期治疗，疗效稳定，无明显不良反应，尽可能不换药物。疗程视患者个体情况而定，首发患者至少 2 年，一次复发的患者需要 3 ～ 5 年，5 年内有 2 次以上复发患者应长期维持治疗。维持期抗精神病药物剂量可酌情减至原来剂量的 1/2 或 2/3。期间可辅以康复训练，尽可能维持学习和工作，保持社会功能。

（二）治疗方法

1. 常用药物

（1）第一代抗精神病药物　包括氯丙嗪、奋乃静、氟奋乃静及其长效制剂、三氟拉嗪、氟哌啶醇及其长效制剂、五氟利多、舒必利等，治疗精神分裂症阳性症状有效。第一代抗精神病药物的主要不足，包括：①对患者的认知损害与阴性症状疗效有限，约有 30% 的患者其阳性症状不能有效缓解。②锥体外系不良反应和迟发性运动障碍风险较高；代谢综合征。③心脏、肝脏、肾脏功能损害等，导致患者的治疗依从性差。

（2）第二代抗精神病药物　包括氯氮平、利培酮、奥氮平、喹硫平、齐拉西酮、阿立哌唑、氨磺必利、帕利哌酮、布南色林、哌罗匹隆和鲁拉西酮等。第二代抗精神病药物可有效改善阳性症状、部分阴性症状及认知损害，治疗中断率低于第一代抗精神病药物。第二代抗精神病药物的主要不足，包括：①锥体外系不良反应：以利培酮、氨磺必利和帕利哌酮多见；过度镇静，以氯氮平、奥氮平和喹硫平多见。②流涎：以氯氮平最多见。③泌乳素水平升高，以利培酮、氨磺必利和帕利哌酮多见。④代谢综合征：以氯氮平和奥氮平多见。⑤心电图改变：以高剂量齐拉西酮和氨磺必利多见。

2. 非药物治疗

精神分裂症患者的非药物治疗包括心理治疗和物理治疗，是药物治疗重要的辅助治疗方法。

（1）心理治疗　支持性治疗、认知行为治疗、认知矫正治疗、家庭治疗、社交技能训练、心理健康教育等一系列的心理治疗技术。有助于提高患者治疗依从性，针对患者个体的特征帮助患者提高社会功能和回归社会。

（2）物理治疗　包括改良电抽搐治疗（modified electroconvulsive therapy，MECT）和重复经颅磁刺激（repeated transcranial magnetic stimulation，rTMS）。对于伴有紧张综合征、严重兴奋躁动、冲动行为、自杀企图、严重拒食的患者，可首选电抽搐治疗。rTMS 可尝试用于增效治疗顽固性幻听和阴性症状。

六、疾病管理

精神分裂症是一种慢性迁延性脑病，应采取全病程治疗和管理，治疗目标是使患者回归到病前正常的社会生活中。①一经诊断，尽早使用抗精神病药物，控制症状，防止复发，促进患者社会功能康复。②建立积极信任的医患联盟，加强患者及家属的心理健康教育，提高患者治疗的依从性和主动性。③建立医院（急性期）和社区（巩固维持期）一体化治疗管理服务体系，定期追踪随访患者，早期识别复发先兆，及时处理。④开展针对患者个体化的社交技能训练，辅助适合的心理和行为疗法、职业指导、社区治疗等，使患者尽量具有回归社区的能力和良好的生活质量。

第九章　抑郁障碍

【典型病例】

王某，男，39 岁，已婚，职员，大学文化。患者自述情绪低落、自责自罪、睡眠差已有一段时间，平素工作勤快，经常受到上级表扬，但因人际关系处理不佳，一直未升职，心中渐感不悦。两个月前因工作中的差错，上级批评，他开始觉得茶饭不香，人生无味，精力明显减退，总有疲惫感，经常去单位保健室，诉头昏脑涨、食欲不佳，医师给他服"去痛片""维生素"等药物，无济于事，整日闷闷不乐，心情压抑，以往喜好参与娱乐活动，现在对日常活动兴趣明显减退，自觉活着没有意思，症状晨重晚轻，食欲不佳，体重下降近 10kg，睡眠差，易早醒，每天只睡 2 ～ 3 个小时，家人陪同来医院就诊。

一、概述

抑郁障碍（depressive disorder）是最常见的精神障碍之一，是指由各种原因引起的以显著而持久的心境低落为主要临床特征的一类心境障碍，伴有不同程度的认知和行为改变，部分患者存在自伤、自杀行为，甚至因此死亡。抑郁障碍是一种高发病率、高复发率及高致残率的慢性精神障碍。

抑郁障碍单次发作持续至少 2 周，有反复发作的可能性。经过规范治疗，多数患者的病情可以缓解，部分有残留症状或趋向慢性化，病程迁延。患者可存在严重的社会功能损害。在整个临床相中，不应出现符合躁狂、轻躁狂发作诊断标准的症状群，一旦出现，应诊断为双相障碍。ICD-10 抑郁障碍包括抑郁发作、复发性抑郁障碍、持续性心境障碍（包括恶劣心境）等。

抑郁障碍多数为急性或亚急性起病，好发季节为秋冬季，平均发病年龄为 20 ～ 30 岁，几乎每个年龄段都有罹患抑郁障碍的可能，女性多于男性。单次抑郁发作的平均病程为 6 ～ 8 个月，长者可以超过 10 年。病程的长短与年龄、病情严重程度及发病次数有关。一般认为发作次数越多，病情越严重，伴有精神病性症状，年龄越大，病程持续时间就越长，缓解期也相应缩短。经过抗抑郁治疗，大部分患者的抑郁症状会缓解。抑郁症状缓解后，患者一般可恢复到病前水平，但有 20% ～ 35% 的患者会有残留症状，社会功能受损。

二、病因和发病机理

抑郁障碍的病因复杂，目前尚未完全阐明，可能与下因素有关。

1. 遗传因素　是抑郁障碍发生的重要因素之一。抑郁障碍患者的一级亲属罹患抑郁障碍的风险是一般人群的 2 ～ 10 倍，遗传度 31% ～ 42%。

2. 神经生化因素　神经生化失调节假说认为，抑郁障碍患者的神经递质功能和内稳态功能失衡，抗抑郁药可以通过恢复上述系统的正常调节而发挥药理学作用。

3. 神经内分泌　抑郁障碍患者的"下丘脑 - 垂体 - 肾上腺轴"功能异常，表现为皮质醇水平增高、应激相关激素分泌昼夜节律改变及无晚间自发性皮质醇分泌抑制等。

4. 神经电生理因素　神经电生理的研究方法包括脑电图（EEG）、脑诱发电位（BEP）等。研究发现，抑郁严重程度与左右脑半球平均整合振幅呈负相关，且抑郁障碍患者 EEG 异常有侧化现象，呈现出右半球的激活程度升高，多表现为右半球 α 波相对降低，α 波的右 / 左比率降低及右半球快波波幅的相对增加，这种激活程度升高主要表现在额区，以右额叶为主，并认为与抑郁情绪产生有关。抑郁障碍的患者还可出现 BEP 的改变，发作时 BEP 波幅较小，与抑郁障碍的严重程度相关。

5. 社会心理因素　生活中的应激事件，如亲人丧失、婚姻关系不良、失业、严重躯体疾病等是抑郁障碍发生的危险因素，均可能导致抑郁障碍的发生。如果多个严重不良的生活事件同时存在，则可能协同影响抑郁障碍的发生。

综上所述，抑郁障碍病因多且复杂。除上述观点外，有学者还提出了第二信使失衡假说、神经可塑性假说及抑郁障碍能量代谢假说等。然而，至今仍缺乏有效的抑郁障碍特异性诊断标志，还需更多的研究进一步探索抑郁障碍的病因。

三、临床表现和评估

（一）临床表现

抑郁障碍的主要临床表现包括核心症状、心理症状群与躯体症状群三个方面。但在具体的症状归类上，有些症状常常是相互重叠的，很难简单划一。

1. 核心症状

（1）情绪低落　主要表现为显著而持久的情感低落、抑郁悲观。患者大多数时候显得情绪悲观，严重者可出现典型的抑郁面容，表现为眉头紧锁、终日忧心忡忡、郁郁寡欢、愁眉苦脸、长吁短叹，甚至痛不欲生、悲观绝望，有度日如年、生不如死之感，常主诉"活着没意思""心里非常难受"等。典型病例的抑郁心境具有晨重暮轻的特点。

（2）兴趣减退　患者对各种过去喜爱的活动或事物丧失兴趣，做任何事都没有兴趣，即使勉强去做，也体会不到以前愉快的感觉。症状典型者对任何事物都缺乏兴趣，什么事情都不愿意做。

（3）快感缺失　患者体验快乐的能力下降，不能从日常从事的活动中体验到乐趣，即使从事自己以前喜欢的事情或工作也体会不到任何快感。部分抑郁障碍患者有时可以勉强自己参加一些活动，表面看来患者的兴趣似乎仍存在，但进一步询问就会发现患者根本不会从这些活动或事情中感觉快乐，从事的主要目的是希望能从悲观失望中摆脱出来或消磨时间，有些患者还会觉得参加活动是一种负担。

上述三种症状相互联系、互为因果，在不同的患者身上表现并不完全一致，可能同时出现三种症状，也可能只以其中某一两种症状为突出表现。

2. 心理症状群

（1）思维迟缓　患者思维联想速度减慢，反应迟钝，思路闭塞，决断能力降低，变得优柔寡断、犹豫不决，甚至对一些日常小事也难以做出决定。临床上可见患者主动言语减少、语速明显减慢、语音低沉、对答困难，严重者甚至无法正常与他人交流。

（2）认知功能损害　抑郁障碍患者存在认知功能损害主要表现为近事记忆力下降、注意力障碍、反应时间延长、注意事物不能持久，导致学习、工作效率下降。另外，患者还表现出抽象概括能力下降、学习困难、言语流畅性变差、空间知觉、眼手协调及思维灵活性等能力减退。认知功能损害导致患者社会功能障碍，而且影响远期预后。

（3）负性认知模式　抑郁障碍患者认知模式的特点是负性的、歪曲的。无论对自己、对所处的世界，还是对未来都存在负性的认知，患者认为自己是无价值、有缺陷的，对未来没有信心，感到没有希望，甚至悲观绝望。

（4）自责自罪　在悲观失望的基础上，患者会产生自责自罪，认为自己犯下了不可饶恕的错误，把自己看作家庭和社会的巨大负担，产生深深的内疚甚至罪恶感，认为自己罪孽深重，必须受到社会的惩罚，甚至达到罪恶妄想的程度。

（5）自杀观念和行为　抑郁障碍患者由于情绪低落，自我评价低，自卑、自责，并感到绝望，认为生活中的一切都没有意义，活着没有意思，容易出现消极自杀的观念或行为，脑子里反复出现与死亡相关的念头，甚至开始详细地策划自杀。患者认为"结束自己的生命是一种解脱"，并最终发展成自杀行为。自杀行为是抑郁障碍最严重的症状和最危险的后果之一。

（6）精神运动性迟滞或激越　精神运动性迟滞是指行为和言语活动显著减少，以思维发动的迟缓和行为上显著持久地抑制为主要特征。患者常常行为迟缓、生活懒散、不与人沟通或整日卧床。严重者甚至无法顾及个人卫生，蓬头垢面、不修边幅，甚至达到亚木僵或木僵状态。精神运动性激越与精神运动性迟滞的临床症状相反，表现为动作行为和言语活动的显著增加，患者大脑持续处于紧张状态，脑中反复思考一些没有意义、缺乏条理的事情。在行为上则表现为烦躁不安、紧张，用手指抓握、搓手顿足、坐立不安或来回踱步等症状。

（7）焦虑　焦虑常常与抑郁症状共存，并成为抑郁障碍的主要症状之一。患者可表现为心烦、担心、紧张、无法放松，担心失控或发生意外等，也可表现为易激惹、冲动等，患者常常因过度担忧而使注意力不能集中。此外，焦虑合并抑郁的患者常出现一些躯体症状，如胸闷、心慌、尿频、出汗、坐立不安等。有时，躯体症状可以掩盖主观的焦虑抑郁体验而成为临床主诉。

（8）精神病性症状　严重的抑郁障碍患者可出现幻觉或妄想等精神病性症状，这些症状涉及的内容多数与抑郁心境相协调，如罪恶妄想、无价值妄想、躯体疾病或灾难妄想、嘲弄性或谴责性的听幻觉等。

（9）自知力缺乏　多数抑郁障碍患者自知力完整，能够主动求治并描述自己的病情和症状，有些严重的抑郁障碍患者的自制力不完整甚至缺乏，这种情况在存在明显自杀倾向者或伴有精神病性症状的患者中尤其常见，患者缺乏对自己当前状态的正确认识，甚至完全失去求治愿望。

3. 躯体症状群

（1）睡眠障碍　睡眠障碍是抑郁障碍最常出现的躯体症状之一。睡眠障碍以早醒常见，早醒 2～3 小时，且醒后难以再入睡，是抑郁发作的典型表现之一。少数患者出现睡眠过多的情况。

（2）自主神经功能紊乱　抑郁障碍患者常表现出与自主神经功能紊乱相关的症状，如头晕、头痛、心慌、心悸、出汗、皮肤感觉异常等。有的患者也可表现出内脏功能的紊乱，如消化道分泌和蠕动功能下降、尿频尿急等。

（3）进食紊乱　主要表现为食欲下降伴体重减轻。轻者食不知味、没有胃口，严重者完全丧失进食的欲望，对自己既往喜欢的食物也不感兴趣，体重明显下降。非典型抑郁障碍患者则会有食欲亢进和体重增加的情况。

（4）精力下降　表现为无精打采、疲乏无力、懒惰。患者常诉说"太累了""没有精神"。

（5）性功能障碍　很多抑郁障碍患者存在性欲的减退乃至完全丧失。女性患者还会出现月经紊乱、闭经等症状。

（二）临床评估

在接诊抑郁障碍患者时，必须对存在抑郁症状的患者进行全面的心理、社会和生物学评估，了解患者是否存在其他精神症状和躯体问题，最终明确诊断并制定合理的治疗方案。评估的具体内容包括现病史、目前症状、是否有自杀意念、既往是否有过躁狂发作或精神病性症状发作、目前的治疗情况及疗效、过去的治疗史、躯体疾病史、家族史。

对于疑似抑郁障碍患者，除了进行全面的躯体检查及神经系统检查外，还需辅助检查及实验室检查，包括：①常规检查：血常规、心电图、尿常规、便常规、肝功能、肾功能、电解质、血脂及血糖。②内分泌检查：甲状腺功能、激素检查。③感染性疾病筛查：乙型肝炎、丙型肝炎、梅毒、艾滋病检查。④脑电图、头颅 CT 或 MRI 检查。胸片、超声心动图、心肌酶学、腹部 B 超、相关免疫学检查等则根据临床需要补充。

量表通常被用来评估抑郁障碍的治疗效果：①临床治疗有效：抑郁症状减轻，汉密尔顿抑郁量表（HAMD-17）减分率至少达 50%，或蒙哥马利 – 艾斯伯格抑郁评分量表（MADRS）减分率达到 50% 以上。②临床治愈：抑郁症状完全消失时间＞2 周，HAMD-17＜7 分或 MADRS＜10 分，且社会功能恢复良好。③临床痊愈：如果患者抑郁症状完全缓解时间超过 6 个月，则认为达到临床痊愈。

四、诊断与鉴别诊断

(一)诊断标准

目前,临床诊断抑郁障碍的标准来自 ICD-10 及 DSM-5。在 ICD-10 中,抑郁障碍的诊断标准包括 3 条核心症状:心境低落、兴趣和愉快感丧失、导致劳累增加和活动减少的精力降低,以及 7 条附加症状:注意力降低、自我评价和自信降低、自罪观念和无价值感、认为前途暗淡悲观、自伤或自杀的观念或行为、睡眠障碍、食欲下降。诊断抑郁发作时,一般要求病程持续至少 2 周,并且存在具有临床意义的痛苦或社会功能的受损。ICD-10 的分类比较复杂,首先根据抑郁发作次数,分为单次与多次发作,然后可根据其严重程度分为轻度、中度和重度 3 种类型。

1. 轻度抑郁 具有至少 2 条核心症状和至少 2 条附加症状,且患者的日常工作和社交活动有一定困难,对患者的社会功能轻度影响。

2. 中度抑郁 具有至少 2 条核心症状和至少 3 条(最好 4 条)附加症状,且患者的工作、社交或生活存在相当困难。

3. 重度抑郁 3 条核心症状都存在和具备至少 4 条附加症状,且患者的社会、工作和生活功能严重受损。

(二)鉴别诊断

1. 双相情感障碍 双相情感障碍是心境障碍的一个主要疾病亚型,其临床表现是在抑郁发作的基础上,存在一次及以上的符合躁狂/轻躁狂的发作史。抑郁障碍的疾病特征是个体的情感、认知、意志行为的全面抑制,双相障碍的疾病特征是情感的不稳定性和转换性。部分抑郁发作患者并不能提供明确的躁狂、轻躁狂发作史,但是具有首次发病年龄早(25 岁或更早起病)、双相障碍家族史,伴有精神病性症状、抑郁发作突然且发作次数在 5 次以上、心境不稳定、易激惹或激越、睡眠和体重增加等临床特征时,对这类抑郁障碍的患者诊治过程中,要高度关注和定期随访评估躁狂发作的可能性,以及随时修正诊断。

2. 创伤后应激障碍 创伤后应激障碍常伴有抑郁症状,与抑郁障碍的鉴别要点在于,前者在起病前有严重的、灾难性的、对生命有威胁的创伤性事件,如地震、被虐待后起病,并以创伤事件的闯入性记忆反复出现在意识或者梦境中为特征性症状,以及焦虑或情感麻木、回避与创伤有关的人和事等为主要临床表现,虽然可有轻重不一的抑郁症状,但不是主要临床相,也无晨重夜轻的节律改变;睡眠障碍多为入睡困难,创伤有关的噩梦、梦魇多见,与抑郁发作以早醒为特征的表现不同。

3. 器质性心境障碍 脑器质性疾病、躯体疾病、某些药物和精神活性物质等均可以引起继发性心境障碍,与原发性心境障碍的鉴别要点如下。

(1)前者有明确的器质性疾病史,体格检查有阳性体征,实验室及其他辅助检查有相应指标的改变。

（2）前者可以出现意识障碍、遗忘综合征及智能障碍，后者除谵妄性躁狂发作外，一般无意识障碍、记忆障碍及智能障碍。

（3）器质性和药源性心境障碍的症状随原发疾病的病情消长而波动，原发疾病好转，情感症状相应好转或消失。

（4）前者既往无心境障碍的发作史，而后者可有类似的发作史。

五、治疗策略

（一）治疗原则

1. 全病程治疗　为改善抑郁障碍患者的预后，降低复发率，现提倡全病程治疗。全病程治疗分为急性期治疗、巩固期治疗和维持期治疗。

（1）急性期治疗（8～12周）　以控制症状为主，尽量达到临床痊愈，同时促进患者社会功能的恢复，提高患者的生活质量。

（2）巩固期治疗（4～9个月）　以防止病情复发为主，此期间患者病情不稳定，易复燃，应保持与急性期治疗一致的治疗方案，维持原药物种类、剂量和服用方法。

（3）维持期治疗　持续、规范的维持期治疗可以有效地降低抑郁症的复发率。目前，对维持治疗的时间尚无定论，一般认为至少2～3年，对于多次反复发作或残留症状明显者建议长期维持治疗。

2. 个体化合理用药　选择抗抑郁药物时应遵循个体化原则，需结合患者的年龄、性别、伴随疾病、既往治疗史等因素，从安全性、有效性、经济性、适当性等角度为患者选择合适的抗抑郁药物及剂量。

3. 量化评估　在治疗前、治疗中要定期对患者进行评估。不同时期，评估的侧重点不同。治疗前需综合评估患者的病情、躯体情况、社会功能及社会家庭支持等，在治疗中应重点观察患者症状的变化情况及对药物的反应等。

4. 联合用药　抗抑郁治疗一般不主张联合用药。联合用药常用于难治性患者，选择两种作用机制不同的抗抑郁药联合使用以增加疗效，但不主张联用两种以上抗抑郁药。此外，还可根据患者的具体情况考虑联合锂盐、非典型抗精神病药或三碘甲状腺原氨酸治疗。

5. 建立治疗联盟　在抑郁障碍的治疗过程中，建立彼此信任、支持性的医患联盟关系，有助于患者在治疗过程中配合。同时应与患者家属建立密切的合作关系，最大程度地调动患者的人脉支持系统，形成广泛的治疗联盟，提高患者的治疗依从性。

（二）治疗方法

1. 常用抗抑郁药

（1）选择性5-羟色胺再摄取抑制剂（selective serotonin reuptake inhibitors，SSRIs）是临床上广泛应用的抗抑郁药，具有疗效好、不良反应小、耐受性好、服用方便等特点，包括氟西汀、舍曲林、帕罗西汀、氟伏沙明、西酞普兰和艾司西酞普兰等。

（2）选择性5-羟色胺和去甲肾上腺素再摄取抑制剂（selective serotonin-norepinephrine reuptake inhibitors, SNRIs）　代表药物为文拉法辛和度洛西汀。此类药物的特点是疗效与剂量有关，低剂量时作用谱和不良反应与SSRIs类似，剂量增加后作用谱加宽，起效时间较快，对于合并有躯体和疼痛症状的重性抑郁发作及难治性抑郁症有较好的疗效。

（3）去甲肾上腺素和特异性5-羟色胺能抗抑郁药（noradrenergic and specific serotonergic antidepressants, NaSSAs）　米氮平为此类药物代表，适用于重度抑郁和明显焦虑、激越及失眠的患者，起效较快，且较少引起性功能障碍。

（4）去甲肾上腺素和多巴胺再摄取抑制剂（norepinephrine-dopamine reuptake inhibitiors, NDRIs）　代表药物为安非他酮。此类药物转躁风险小，适用于双相抑郁患者。安非他酮对体重增加影响较小，甚至可减轻体重，这一点可能适用于超重或肥胖的患者。另外，安非他酮还应用于戒烟治疗。但是在伴有精神病性症状时，不宜使用安非他酮。

（5）5-羟色胺受体拮抗剂/再摄取抑制剂（serotonin antagonist/reuptake inhibitors, SARIs）　代表药物为曲唑酮，具有较好的镇静作用，适用于伴有激越或者失眠的轻、中度抑郁患者。

（6）其他新型抗抑郁药　如褪黑素MT/MT$_2$受体激动剂和5-HT$_{2C}$受体拮抗剂等。褪黑素MT/MT$_2$受体激动剂和5-HT$_{2C}$受体拮抗剂代表药物为阿戈美拉汀。由于其作用于褪黑素受体，阿戈美拉汀具有与褪黑素类似的调节睡眠作用。使用此类药物前需进行基线肝功能检查，血清氨基转移酶超过正常上限3倍者不应该使用该药治疗，治疗期间应定期监测肝功能。

（7）传统抗抑郁药物　包括三环类、单胺氧化酶抑制剂（monoamine oxidase inhibitors, MAOI）和基于三环类药物开发的四环类药物，由于其耐受性和安全性问题，作为二线推荐药物。目前，国内使用的三环类和四环类药物有阿米替林、氯米帕明、丙米嗪、多塞平和马普替林。MAOI由于其安全性和耐受性问题，以及药物对饮食的限制问题，作为三线推荐药物。

2. 抗抑郁药物的不良反应

（1）常见不良反应　SSRIs最常见的不良反应是胃肠道症状、激越/坐立不安、性功能障碍、偏头痛和紧张性头疼等。SNRIs常见的不良反应也包括恶心、呕吐、激越症状和性功能障碍等。此外，SNRIs还会引起血压升高、心率加快、口干、多汗和便秘等与去甲肾上腺素能系统相关的不良反应。米氮平常见的不良反应包括口干、镇静和体重增加。安非他酮常见的不良反应为头疼、震颤、惊厥、激越、失眠和胃肠不适，注意在高剂量使用时有诱发癫痫的风险。阿戈美拉汀常见的不良反应有头晕、视物模糊、感觉异常以及潜在肝损害的风险。三环类药物不良反应涉及抗胆碱能（口干、便秘、视物模糊和排尿困难）、抗组胺能（镇静、体重增加）、心血管系统（直立性低血压、缓慢性心律失常和心动过速）和神经系统（肌阵挛、癫痫和谵妄）。

（2）5-HT综合征　是由于5-HT兴奋性增高所致。临床表现有腹痛、腹泻、出汗、发热、心动过速、血压升高、谵妄、肌阵挛，严重者有高热、休克，甚至死亡。它是一种严重的不良反应，出现5-HT综合征应立即停止抗抑郁药，并积极对症处理。

（3）撤药综合征　约20%使用抗抑郁药的患者在服用一段时间的抗抑郁药后，停药或减药时会出现撤药综合征，一般表现为流感样症状、精神症状及神经系统症状等，撤药综合征的症状有时可能被误诊为病情复发。所以，在临床工作中需与患者进行沟通，增加患者的依从性，避免在短期内快速撤药，应在医嘱的指导下逐渐减药甚至停药，从而防止撤药综合征的出现。

3. 心理治疗　抑郁症心理治疗的种类包括支持性心理治疗、认知行为治疗、精神动力学治疗、人际心理治疗、婚姻家庭治疗等。

对抑郁症患者的心理治疗有以下效能。

（1）减轻和缓解心理社会应激源的抑郁症状。

（2）改善正在接受抗抑郁药物治疗患者的服药依从性。

（3）矫正抑郁症继发的各种不良心理社会性后果，如婚姻不和睦、自卑绝望、退缩回避等。

（4）最大限度地使患者达到心理社会功能和职业功能的康复。

（5）协同抗抑郁药物维持治疗，预防抑郁症的复发。

4. 物理治疗

（1）电抽搐治疗（ECT）　用于抑郁症的治疗已有七十余年的历史，是以一定量的电流通过大脑，进而引起患者短暂意识丧失和全身抽搐发作，达到治疗抑郁症状目的的一种方法。

改良电抽搐治疗（MECT）是目前临床使用的主要形式，可有效缓解重性抑郁障碍患者的症状，对伴有自杀观念的患者有较好的疗效，可在较短时间内快速控制自杀意念，从而降低患者自杀死亡率。

（2）重复经颅磁刺激治疗（rTMS）　是抑郁障碍非药物治疗的重要手段之一，因其具有无创性而得到逐步推广。2008年美国食品药品监督管理局（FDA）批准了rTMS用于治疗难治性抑郁障碍，2010年rTMS被纳入美国精神病协会编制的《抑郁障碍治疗实用指南》。

5. 特定人群的治疗

（1）儿童青少年抑郁障碍　坚持抗抑郁药与心理治疗并重的原则。心理治疗适用不同严重程度的儿童青少年抑郁障碍患者。规范、系统的认知行为治疗和人际心理治疗，对于儿童青少年抑郁障碍患者有效，支持性心理治疗、家庭治疗也有一定疗效。心理治疗有助于儿童青少年抑郁障碍患者改变认知、完善人格、增强应对困难和挫折的能力，最终改善抑郁症状、降低自杀率、减少功能损害。如果在6～12周的心理治疗后抑郁症状无明显改善，通常提示需要合并抗抑郁药治疗。

（2）女性抑郁障碍　女性抑郁障碍的患病率为男性的1.5～2倍。由于神经内分泌及其他因素的影响，女性的发病率自青春期开始升高，持续到生育期，之后缓慢下降，到围绝经期再次呈上升趋势。DSM-5将经前期烦躁障碍、孕产期抑郁障碍（妊娠期抑郁障碍、产后抑郁障碍）、围绝经期抑郁障碍也列为独立的疾病诊断。

　　1）经前期烦躁障碍的治疗：以非药物干预为主，如疾病知识教育、生活方式的改变、支持性心理治疗和认知行为治疗等。对于无效的患者或中重度患者，可以给予抗抑郁药治疗。

　　2）妊娠期抑郁障碍治疗：应根据抑郁障碍的严重程度、复发的风险、尊重孕妇和家属的意愿来进行调整。对于轻、中度患者，通常给予健康教育、支持性心理治疗、认知行为治疗和人际治疗等；重度患者应考虑抗抑郁药治疗。对于药物治疗无效或不适合的重度、伴精神病性及高自杀风险的患者可选用 MECT。MECT 对于妊娠期抑郁障碍患者是安全而有效的，但必须仔细权衡获益与风险。

　　3）产后抑郁障碍的治疗：应遵循抑郁障碍治疗的一般原则，同时应警惕潜在双相障碍或产后精神病的症状，因为这些症状的治疗不同于一般产后抑郁障碍的治疗。同时，必须考虑到患者产后的代谢改变、乳汁对胎儿影响、治疗对患者自我认知及能力改变等一系列因素。轻度患者可采用加强支持的社会心理干预、人际心理治疗、认知行为治疗及系统家庭治疗，如症状持续加重，应考虑采用药物治疗或心理治疗联合药物治疗。

　　4）围绝经期抑郁障碍治疗：应遵循抑郁障碍的一般原则，包括药物治疗、心理治疗和疾病知识教育。若患者同时存在雌激素治疗的指征时，雌激素替代治疗可增强抗抑郁药的治疗效果，但应权衡利益和风险。

　　（3）老年期抑郁障碍　治疗除遵循抑郁障碍的一般治疗原则外，要特别注意老年人的病理生理改变及社会地位改变的影响，定期监测患者躯体功能状况，严密监测药物不良反应。老年患者常合并多种躯体疾病，有多种合并用药，治疗时应尽可能减少非必需药物的使用，特别关注药物相互作用。伴心血管疾病患者可以酌情选择安全性较高、药物相互作用较少的治疗药物。伴有明显焦虑、疼痛等躯体症状的患者可以选择有相应治疗作用的抗抑郁药，如文拉法辛、度洛西汀等，可考虑短期小剂量合并使用苯二氮䓬类药及其他抗焦虑药。伴有明显睡眠障碍的患者也可选择具有镇静和改善睡眠作用的抗抑郁药，如米氮平、曲唑酮等。对于严重或难治性老年抑郁障碍患者，MECT 是有效且安全的。此外，体育锻炼及调整生活方式等均可作为治疗选择。

六、疾病管理

　　抑郁症具有发病率高、复发率高、自杀率高、治愈率低、识别率低的特点。目前，各大抑郁症治疗指南中均重视抑郁症的全病程管理。抑郁症的全病程管理是抑郁症痊愈的关键，对于帮助患者提高生活质量、恢复功能及回归社会具有重要的意义。在治疗过程中，医师不仅要关注患者症状的消失和缓解，还要关注社会功能的恢复，要让患者感受爱、不孤独、有归属感、有学习和工作的动力，在社会活动中体会到乐趣和满足感。

　　总之，终极的治疗目标是让患者的学习功能、工作效率、社交能力等获得整体的康复，这不仅需要依靠优质的治疗方案，还需要多方的努力，以营造理解的、包容的、温暖的氛围，为患者提供最好的帮助。同时，抑郁症引发的多样化躯体症状导致我国综合医院普遍对抑郁症认识不足，误诊率高。因此，在加强国民心理健康知识科普教育的同时，还应对医护工作人员进行精神科疾病相关知识的再教育，以提高我国有关部门抑郁障碍的处理水平，降低抑郁障碍患者的患病率，全面保障国民心理健康。

第十章　双相情感障碍

【典型病例】

患者，男性，35岁，中专文化，个体经营者。患者于1年前无明显诱因出现情绪低落、悲观、兴趣减退、睡眠差、食欲减退、注意力不集中、记忆力下降、少与人交往等，闭门少出，不能正常经营生意及生活，持续1个月，经治疗好转，能正常工作和生活。半年前突然出现情感高涨，讲话时滔滔不绝，自我感觉良好，易激惹，精力旺盛，挥霍钱财，谈生意不加思考，随意签合同，不让员工休息等，夜间不眠，到处乱跑，1周后家人送来精神科住院治疗。

诊断：双相情感障碍，目前为躁狂发作。

一、概述

双相情感障碍（bipolar affective disorder，BD）是一类既有躁狂发作或轻躁狂发作，又有抑郁发作（典型特征）的常见精神障碍。躁狂发作常见情感高涨、言语活动增多、精力充沛。抑郁发作则表现情绪低落、愉快感丧失、言语活动减少、迟钝疲劳等症状。双相情感障碍临床表现比较复杂，情绪低落或反复高涨、不规则呈现，同时，常见强迫、焦虑和物质滥用，也可出现幻觉、妄想或紧张症状等精神病性症状。病程多演变，可呈发作性、循环往复性、混合迁延性、潮起潮落式的病程。间歇期或长或短，间歇期社会功能相对恢复正常，但也可有社会功能损害；多次反复发作之后会出现发作频率加快、病情越发复杂等现象。

双相情感障碍具有高患病率、高复发率、高致残率、高自杀率、高共病率、低龄化和慢性化等特点，首次发作常在20岁之前，终生患病率为1.5%～6.4%。

二、病因和发病机理

双相情感障碍的病因仍不清楚。研究显示，遗传因素、生物学因素和心理社会因素等都对其发生有明显影响，并且彼此之间相互作用，导致疾病的发生和发展。

1. 遗传因素　是双相情感障碍最为主要的危险因素，双相情感障碍具有明显的家族聚集性，其遗传倾向较精神分裂症更为突出。遗传倾向调查发现，双相情感障碍的遗传度高达80%，较之抑郁症40%的遗传度高许多。

2. 神经影像改变　根据目前现有的研究结果，双相情感障碍的影像学改变主要涉及额叶、基底节、扣带回、杏仁核、海马等与认知和情感调节关系较密切的神经环路的损害，也涉及以上脑功能区皮质下白质的微观结构改变，这些改变可能是导致皮层和皮层下连接损害和脑功能连接损害，最终导致双相情感障碍的临床症状发生。

3. 神经生化因素　研究认为，与双相情感障碍相关的神经递质包括 5- 羟色胺（5-HT）、去甲肾上腺素、多巴胺、乙酰胆碱、谷氨酸、γ - 氨基丁酸、神经肽等。

4. 神经内分泌功能异常　近年来大量研究资料证实，某些内分泌改变与双相情感障碍有关，主要涉及下丘脑 - 垂体 - 肾上腺轴、下丘脑 - 垂体 - 甲状腺轴及下丘脑 - 垂体 - 生长素轴的改变。

5. 心理社会因素　研究发现，负性生活事件会增加双相抑郁发作，而某种类型的负性及正性生活事件则会增加双相躁狂发作。

三、临床表现和评估

双相情感障碍临床表现的多形性与多变性易导致误诊或漏诊，近 70% 的双相情感障碍患者曾被误诊为其他精神障碍，如抑郁障碍、焦虑障碍、精神分裂症、人格障碍、物质使用障碍和注意缺陷多动障碍等。双相情感障碍临床表现多变且有以下多组临床症状及表现。

（一）临床表现

1. 躁狂发作　典型临床症状是以心境高涨、思维奔逸和活动增多"三高"症状为特征。

（1）心境高涨　患者主观体验特别愉快，自我感觉良好，整天兴高采烈、得意扬扬、笑逐颜开，洋溢着欢乐的风趣和神态，甚至感觉到天空格外晴朗，周围的事物色彩格外绚丽，自己亦感到无比快乐和幸福。患者这种高涨的心境具有一定的感染力，常博得周围人的共鸣，引起阵阵的欢笑。有的患者尽管心境高涨，但情绪不稳，变幻莫测，时而欢乐愉悦，时而激动暴怒。部分患者则出现愤怒、易激惹、敌意为特征，甚至可出现破坏及攻击行为，但常常很快转怒为喜或赔礼道歉。

（2）思维奔逸　表现为联想过程明显加速，自觉思维非常敏捷，思维内容丰富多变，思潮犹如大海中的汹涌波涛，有时感觉到自己的舌头在和思想赛跑，言语跟不上思维的速度，常表现为言语增多，滔滔不绝、口若悬河、手舞足蹈、眉飞色舞，即使口干舌燥、声音嘶哑，仍要讲个不停。但讲话的内容较肤浅，且凌乱不切实际，常给人以信口开河的感觉。由于患者的注意力随境转移，思维活动常受周围环境变化的影响致使话题突然改变，讲话内容常从一个主题很快转到另一个主题，即表现为意念飘忽，有的可出现音联和意联。

患者的思维内容多与心境高涨相一致，自我评价过高，表现为高傲自大、目空一切、自命不凡、盛气凌人、不可一世，可出现夸大观念，认为自己是最伟大的、能力是最强的、是世界上最富有的，甚至可达到夸大或富贵妄想的程度，但内容并不荒谬。有时也可出现关系妄想、被害妄想等，多继发于心境高涨，且持续时间不长。

（3）活动增多　表现精力旺盛，兴趣广泛，动作快速敏捷，活动明显增多，爱管闲事，整天忙忙碌碌，但做事虎头蛇尾，常常一事无成。对自己行为缺乏正确判断，常常是随心所欲，不考虑后果，如随便购物，常购买许多完全不需要的物品，随意交友或盲目投资等，任意挥霍钱财，有时十分慷慨，将贵重物品随意赠送给别人，注重打扮装饰，但并不得体，常常引起周围人的注意，甚至当众表演，乱开玩笑。社交活动增多，随便请客，经常去娱乐场所，行为轻浮，且好接近异性，性欲增强，自觉精力充沛，有使不完的劲，不知疲倦，睡眠需要明显减少，病情严重时，会出现冲动毁物和攻击行为。

（4）其他症状　躁狂发作时可出现夸大妄想，也可有各种偏执观念、先占观念、强迫观念、自杀观念等，应注意思维内容与情感基调的协调性，可通过询问如"有无特别的能力，大量的财富"等获悉躁狂患者有无夸大妄想。患者认为自己有过人的才智，可解决所有的问题，乱指挥、训斥别人，专横跋扈，狂妄自大，自鸣得意但毫无收获，提示存在夸大妄想的可能。躁狂发作时，患者的主动和被动注意力均有增强，但不能持久，易为周围事物吸引，急性期这种随境转移的症状最为明显。躁狂发作时，由于患者自我感觉良好，常表现为面色红润、两眼有神，体格检查可发现瞳孔轻度扩大、心率加快，且有交感神经亢进的症状如便秘。因患者极度兴奋，体力消耗过大，容易引起失水，体重减轻。

2. 轻躁狂发作　躁狂发作临床表现较轻者称为轻躁狂，患者可存在持续至少数天的心境高涨、精力充沛、活动增多，有显著的自我感觉良好，注意力不集中也不能持久，轻度挥霍，社交活动增多，性欲增强，睡眠需要减少。有时表现为易激惹，自负自傲，行为较莽撞，但不伴有幻觉、妄想等精神病性症状。患者社会功能有轻度的影响。部分患者有时达不到影响社会功能的程度，一般人常不易觉察。

3. 抑郁发作　抑郁发作临床上是以心境低落、思维迟缓、认知功能损害、意志活动减退和躯体症状为主。

4. 特殊人群的临床表现

（1）儿童青少年期双相情感障碍　儿童青少年双相情感障碍患病率约为1%，其临床特点是易激惹、环性心境改变和共病注意缺陷多动障碍，较少典型的心境障碍发作病程，多表现为慢性、非波动性模式。儿童青少年期双相情感障碍患者的抑郁发作症状较易识别，但躁狂症状则复杂多形，易造成误诊漏诊。

儿童青少年躁狂发作的主要特点是症状不典型，行为障碍突出，常具有攻击并破坏行为，同时伴有精神病性症状，但随着时间推移，情感症状会表现得越来越明显。

（2）老年期双相情感障碍　包括早发型双相情感障碍（起病于50岁之前）和晚发型双相情感障碍（起病于50岁之后）。晚发型双相情感障碍的家族聚集性相对较低，会有较多的躯体和神经系统的并发症，如脑血管疾病，痴呆等。老年期双相情感障碍患者躁狂症状出现频率较低，程度也较轻，更多地表现为情绪易激惹，一般能较快获得缓解。

老年双相情感障碍患者抑郁发作时，除了抑郁心境外，多有显著的焦虑烦躁情绪及易激惹和敌意，躯体不适及精神运动性抑制较年轻患者明显，可出现较明显的认知功能损害症状，严重时类似痴呆，称为抑郁性假性痴呆。老年患者躁狂发作多起病急骤，情感高涨、意念飘忽、性欲亢进等症状表现不典型，常以激惹性增高、兴奋躁动、到处乱跑、爱管闲事等为主要表现。患者可伴有偏执症状，多为敌对性和迫害性内容。老年患者的夸大妄想给人一种幼稚、愚蠢的印象。

（3）妇女妊娠期、产后及绝经期双相情感障碍　女性一生经历月经来潮、妊娠、分娩、哺乳、绝经等一系列特殊的生理过程中，均伴随着激素水平和生理状态的改变，故而对女性的情绪、行为和思维有一定影响，使女性特别易罹患某些特定的精神障碍。女性双相情感障碍患者在妊娠期易出现病情恶化，而双相情感障碍妇女产后的复发风险也很高。女性进入更年期后，由于性腺功能衰退，卵巢停止排卵，并逐渐闭经，也容易出现情感性障碍病情复发。

（二）临床评估

判断患者是否罹患双相情感障碍需综合评估，包括：①多层面病史收集：病史采集来源于患者本人叙述及知情人观察的内容，横断面症状和纵向病程等方面。②体格检查及实验室检查：双相情感障碍的诊断目前尚无特异性生物标记物，检查结果宜结合病史排除躯体疾病或使用精神活性物质所致的情感障碍。③精神检查：包括通过晤谈了解患者的认知、情感、意志行为等精神活动，以及在自然状态下观察患者的外表、行为、言语等表现，以了解其内在精神活动，两者缺一不可。④症状评定：评估躁狂常用杨氏躁狂量表（YMRS）和 Bech–Rafaelsen 躁狂量表（BRMS）。评估轻躁狂常用 32 项轻躁狂症状清单（hypomania check list，HCL–32）和心境障碍问卷（mood disorder questionnaire，MDQ）。评估抑郁常用汉密尔顿抑郁量表（HAMD）、蒙哥马利 – 艾森伯格抑郁量表（MADRS）、抑郁自评量表（SDS），也可以用双极性指数量表（bipolarity index，BPx）及 DSM–5、抑郁伴混合特征量表（CU DOS–M）评估其特征。

四、诊断与鉴别诊断

（一）诊断标准

ICD–10 关于双相情感障碍的诊断标准：本病的特点是反复（至少两次）出现心境和活动水平明显紊乱的发作，紊乱有时表现为心境高涨、精力和活动增加（躁狂或轻躁狂），有时表现为心境低落、精力降低和活动减少（抑郁）。发作间期通常以完全缓解为特征。

1. 躁狂与轻躁狂发作　躁狂发作通常起病突然，持续时间 2 周至 5 个月；抑郁通常持续时间趋于长一些，但除在老年期外，很少超过 1 年。两类发作通常都继之于应激性生活事件或其他精神创伤，但应激的存在并非诊断必需。首次发病可见于从童年到老年的任何年龄。发作频率、复发与缓解的形式均有很大变异，但随着时间推移，缓解期有渐短的趋势。中年之后，抑郁变得更为常见，持续时间也更长。

（1）躁狂发作　心境高涨与个体所处环境基本协调，表现可从无忧无虑地高兴到几乎不可控制的兴奋。心境高涨同时伴有精力增加和随之而生的活动过多、言语急促，以及睡眠需要减少。正常的社会抑制消失，注意不能持久，并常有显著的随境转移。自我评价膨胀，随意表露夸大或过分乐观的观念。

躁狂发作也可出现知觉障碍，如觉得色彩特别生动（并且往往是美的），专注于物体表面或质地的精微细节，主观感到听觉敏锐。患者可能着手过分和不切实际的计划，挥金如土，或变得攻击性强、好色，或在不恰当的场合开玩笑。某些躁狂发作中，不出现心境高涨，而代之以易激惹和多疑。首次发作常见于 15 ～ 30 岁，但也可发生在从童年后期直至六七十岁的任何年龄。

发作至少应持续一周，严重程度达到完全扰乱日常工作和社会活动。心境改变应伴有精力增加和上述几条症状（特别是言语急促、睡眠需要减少、夸大、过分乐观）。

（2）轻躁狂发作　轻躁狂是躁狂的较轻表现形式，不伴幻觉和妄想，存在持续的（至少连续几天）心境高涨、精力和活动增加，常有显著的感觉良好，并感觉身体和精神活动富有效率，社交活动增多、说话滔滔不绝、与人过分熟悉、性欲增强、睡眠需要减少等表现也常见，但其程度不致造成工作严重受损或引起社会拒绝，发作持续 4 天以上。

2. 抑郁发作　患者本次发作表现为"抑郁发作"，且"过去必须至少有一次轻躁狂、躁狂或混合性的情感发作"。抑郁发作的诊断标准如下。

患者通常具有心境低落、兴趣和愉快感丧失、精力不济或疲劳感等典型症状。其他常见症状：①集中注意和注意的能力降低。②自我评价降低。③自罪观念和无价值感（即使在轻度发作中也有）。④认为前途暗淡悲观。⑤自伤或自杀的观念或行为。⑥睡眠障碍。⑦食欲下降。病程持续至少 2 周。

根据抑郁发作的严重程度，将其分为轻度、中度和重度三种类型。

（1）轻度抑郁　是指具有至少两条典型症状，再加上至少 2 条其他症状，且患者的日常的工作和社交活动有一定困难，患者的社会功能受到影响。

（2）中度抑郁　是指具有至少两条典型症状，再加上至少 3 条（最好 4 条）其他症状，且患者工作、社交或家务活动有相当困难。

（3）重度抑郁　是指三条典型症状都应存在，并加上至少四条其他症状，其中某些症状应达到严重的程度；症状极为严重或起病非常急骤时，依据不足 2 周的病程做出诊断也是合理的。除了在极有限的范围内，几乎不可能继续进行社交、工作或家务活动。

应排除器质性精神障碍，或精神活性物质和非成瘾物质所致。

3. 混合发作　患者过去至少有过一次躁狂、轻躁狂或混合性情感发作，目前或表现为混合状态，或表现为躁狂、轻躁狂及抑郁症状的快速转换。

虽然双相情感障碍最典型的形式是交替出现的躁狂和抑郁发作，其间为正常心境分隔；但是，抑郁心境伴以连续数日至数周的活动过度和言语急促，以及躁狂心境和夸大状态下伴有激越、精力和本能驱力降低，都并不少见。抑郁症状与轻躁狂或躁狂症状也可以快速转换，每天不同，甚至因时而异。

4. 伴或不伴精神病性症状　ICD-10 诊断标准中，对患者是否伴有精神病性症状进行标注。如患者在本次躁狂或轻躁狂或抑郁发作中，伴有幻觉、妄想、木僵等精神病性症状，则称为"伴精神病性症状"，反之称为"不伴精神病性症状"。

（二）鉴别诊断

1. 抑郁障碍（单相抑郁障碍）　抑郁障碍指只有抑郁发作而无确切躁狂或轻躁狂发作史的心境障碍。大部分双相情感障碍患者首次心境发作通常是抑郁，在未发现躁狂或轻躁狂发作史时，将抑郁发作患者诊断为抑郁障碍符合诊断原则，虽然部分患者在之后改诊为双相情感障碍。目前诊断标准未区分抑郁障碍与双相情感障碍的抑郁发作，但两者的临床特征存在差异：双相情感障碍患者抑郁往往发作频繁、急性起病或快速缓解、首发年龄小（通常小于 20 岁），具有情感波动性、伴精神病性症状、非典型症状、激越、自伤、共病、双相情感障碍家族史等。轻躁狂检测清单（HCL-32）、心境障碍问卷（MDQ）可以辅助区分两者。

2. 器质性精神障碍　某些躯体或脑部疾病（如甲状腺功能异常、脑外伤或肿瘤、癫痫等）及药物（如皮质醇、抗结核药及抗肿瘤药等）可导致患者出现情感症状。器质性精神障碍患者的情绪不稳定等心境发作与原发病密切相关，详细的病史、体格检查、实验室及影像学检查有助于鉴别。

3. 精神活性物质所致精神障碍　精神活性物质可诱发抑郁、轻躁狂甚至躁狂症状，该病与双相情感障碍关系复杂，两者有很高的共病率。鉴别主要依据病史、精神活性物质定性及体格检查（可有阳性体征）。使用精神活性物质的患者出现心境发作需待戒除精神活性物质后再次评估其心境，若仍存在症状则可诊断双相情感障碍；反之，则考虑为精神活性物质所致。

4. 精神分裂症　双相情感障碍可伴有精神病性症状，常存在于心境发作期间，若心境发作缓解后精神病性症状随之消失，则诊断为双相情感障碍伴精神病性症状；反之，应考虑为精神分裂症或分裂情感性精神病。此外，精神分裂症患者也可出现情感症状、甚至心境发作，但若心境发作不满足抑郁发作、躁狂发作或混合发作的诊断要求，则仍诊断为精神分裂症。

5. 人格障碍　情感不稳定性人格障碍容易与双相情感障碍相混淆，两者常共病。人格障碍常起病于儿童期或青春期早期，持续进展，而双相情感障碍多起病于青春期后期或成年初期，临床表现呈间歇性，心境稳定剂治疗有效，缓解期可基本恢复正常。若考虑人格障碍，采集病史时应仔细评估其成长及人际关系史等以鉴别。

五、治疗策略

（一）治疗原则

1. 综合治疗原则　应采取精神药物治疗、物理治疗、心理治疗（包括精神健康教育、家庭治疗等）和危机干预等措施的综合运用，其目的在于提高疗效、改善依从性、预防复发和自杀，改善社会功能和提高患者生活质量。

2. 长期治疗原则　由于双相情感障碍几乎终生以循环方式反复发作，应坚持长期治疗原则。

（1）急性期治疗　目的是控制症状、缩短病程。注意治疗应充分，并达到完全缓解，以免症状复燃或恶化。

（2）巩固期治疗　目的是防止症状复发、促使社会功能的恢复。药物（如心境稳定剂）剂量应与急性期相同。一般抑郁发作的巩固治疗时间为 4 ～ 6 个月，躁狂或混合性发作为 2 ～ 3 个月。如无复发，即可转入维持期治疗。此时应配合心理治疗，以防止患者自行减药或停药。

（3）维持期治疗　目的在于防止复发，维持良好社会功能，提高患者生活质量。维持治疗的时间因人而异，如有 2 次以上的发作者，其维持治疗的时间至少 2 ～ 3 年，并逐渐停药，以避免复发。在维持期治疗中，在密切观察下可适当调整治疗措施和药物治疗的剂量，如逐渐减少或停用联合治疗中的非心境稳定剂。

在停药期间如有复发迹象，应及时恢复原治疗方案，缓解后应给予更长维持治疗期。此时应去除可能存在的社会心理不良因素及施以心理治疗（包括家庭治疗），以便提高抗复发效果。

（二）治疗方法

1. 常用药物　双相情感障碍患者躁狂发作时，药物治疗主要使用心境稳定剂及抗精神病药物治疗。

（1）心境稳定剂

1）锂盐：临床上常用碳酸锂，是治疗躁狂发作的首选药，它既可用于躁狂的急性发作，也可用于缓解期维持疗，有效率约为 80%。老年及体弱者剂量适当减少，一般起效时间为 14 ～ 21 天。由于锂盐的治疗剂量与中毒剂量比较接近，在治疗中除密切观察病情变化和治疗反应外，应对血锂浓度进行监测，并根据病情、治疗反应调整剂量。

在急性躁狂发作时、锂盐起效前，为了控制患者的高度兴奋症状以防衰竭，可合并抗精神病药或电抽搐治疗。但有报道，氟哌利多醇和锂盐合用可能会增强神经毒性和心脏毒性作用，故不建议两者联用。如使用锂盐患者，因兴奋躁动症状需联用其药物，一般建议联用非典型抗精神病药物或苯二氮䓬类药物。在合并电抽搐治疗时，由于锂盐具有加强肌肉松弛剂的作用，使呼吸恢复缓慢，故剂量宜小。

锂盐的不良反应主要有恶心、呕吐、腹泻、多尿、多饮、手抖、乏力、心电图的改变等。锂盐中毒则可有意识障碍、共济失调、高热、昏迷、反射亢进、心律失常、血压下降、少尿或无尿等，必须立即停药，并及时抢救。

2）抗惊厥药：主要有丙戊酸盐（钠盐或镁盐）和卡马西平。研究显示，丙戊酸对急性躁狂发作患者的疗效与锂盐相同，在用药第 5 天后开始起效。丙戊酸盐对混合发作、快速循环发作的疗效与单纯躁狂发作的疗效接近。该药可与碳酸锂联用，但剂量应适当减小。丙戊酸盐常见不良反应有胃肠道症状、震颤、体重增加、脱发等。卡马西平适用于锂盐治疗无效或快速循环发作或混合发作的患者。该药也可与锂盐联用，但剂量应适当减小，常见不良反应有镇静、恶心、视物模糊、皮疹、再生障碍性贫血、肝功能异常等。

（2）抗精神病药物　氯丙嗪、氟哌啶醇、奥氮平、喹硫平、利培酮、阿立哌唑及氯氮平等均能有效地控制躁狂发作的兴奋症状，且疗效较好。但只有非典型抗精神病药物（第二代抗精神病药物）被认为具有心境稳定剂的作用，可单药或与心境稳定剂联合用于躁狂发作的急性期和维持期治疗。典型抗精神病药物，如氯丙嗪、氟哌啶醇，虽具有较好的控制兴奋躁动的作用，但因其不具有心境稳定的作用以及高锥体外系反应和导致转抑郁的风险，故一般仅短期用于严重兴奋躁动患者，不作为首选。

双相情感障碍患者抑郁发作时，药物治疗主要使用心境稳定剂，慎用抗抑郁药治疗。

1）心境稳定剂：①锂盐：具有抗抑郁作用，并极少引起转躁或转为快速循环，本可作为双相抑郁的急性期和维持期治疗。有关双相抑郁的随机对照研究显示，锂盐的有效率为79%。②拉莫三嗪：可用于双相抑郁的急性期和维持期治疗。与安慰剂的随机对照研究证实，拉莫三嗪能有效治疗急性双相抑郁，并能有效预防抑郁复发。该药易出现皮疹，故加药速度应缓慢。

2）第二代抗神病药物：目前为止，有循证依据支持对双相抑郁具有疗效的第二代抗神病药物主要有喹硫平和奥氮平。

3）抗抑郁药物：抗抑郁药物在双相抑郁中的应用一直备受争议，以下几种情况可考虑联用抗抑郁药物：①单独使用心境稳定剂治疗无效的患者，特别是只有轻躁狂发作而无躁狂发作的双相抑郁患者。②抑郁症状严重。③抑郁发作持续时间很长，如长达4周以上。④既往治疗经验提示只有使用抗抑郁药物才有效。

抗抑郁药物在双相抑郁的应用需要注意转躁的风险，使用的原则：①必须与心境稳定剂或第二代抗精神病药物合用。②用于急性期，一般不建议维持期继续使用。③选择转躁率低的抗抑郁药物，如5-羟色胺再摄取抑制剂（帕罗西汀除外）、安非他酮等。

2. 电抽搐治疗　电抽搐治疗对急性重症躁狂发作、严重消极自杀企图的抑郁发作或对锂盐治疗无效的患者有一定治疗效果，可单独应用或合并药物治疗，一般隔日一次，4～10次为1个疗程。合并药物治疗的患者应适当减少药物剂量。电抽搐治疗后仍需用药物维持治疗。

3. 心理治疗　双相情感障碍的患者在急性期、维持期等各个时期，容易出现各种各样的心理问题。除了患者本身家庭工作及个性方面的问题外，患者对疾病的不了解也会导致其出现很多问题，如病耻感、忽视疾病的治疗、过度关注疾病对自己的影响等。因此，需要在疾病的不同时期，给予患者和家属全方位的心理支持和疾病宣教。如教会患者和家属如何早期发现复发的征兆、药物治疗的重要性、如何做好自我情绪管理、药物的常见不良反应及其解决方案、双相情感障碍的预后、可导致疾病复发的因素等。

六、疾病管理

双相情感障碍需要全病程管理，目前双相情感障碍是我国精神卫生防治网络系统需要报病和管理的六类严重精神障碍之一，同时要注意患者相关法律权益的保护。

　　急性期主要控制躁狂发作的激越冲动风险及抑郁发作的自杀自伤风险，间歇期患者情绪较一般人群不稳定、可能有亚临床发作，也可出现自杀、冲动甚至违法等风险行为。由于疾病原因及长期服药等因素（尤其是第二代抗精神病药），双相情感障碍患者合并代谢综合征等躯体疾病的发病率较普通人群高，需要指导患者进行饮食控制及体育锻炼。部分双相情感障碍患者社会功能改善不佳，需要加强康复训练。多数双相情感障碍患者间歇期社会功能恢复较好，应鼓励从事力所能及的工作。

第十一章　焦虑障碍

一、概述

焦虑障碍（anxiety disorder）是以焦虑综合征为主要临床表现的一组精神障碍。焦虑综合征表现为精神症状和躯体症状。精神症状是指一种提心吊胆、恐惧和忧虑的内心体验伴有紧张不安；躯体症状是在精神症状基础上伴发自主神经系统功能亢进症状，如心慌、胸闷、气短、口干、出汗、肌紧张性震颤、颜面潮红或苍白等。遗传因素、个性特征及心理社会因素在焦虑障碍的发病中有重要作用。焦虑障碍的特点是过度恐惧和焦虑，以及相关的行为障碍。恐惧是指面临具体不利的或危险的处境时出现的焦虑反应，焦虑是指缺乏相应的客观因素下出现内心极度不安的期待状态，伴有紧张不安和自主神经功能失调症状。

（一）病因和发病机理

焦虑障碍的病因和发病机理目前仍不明确，涉及生物、心理和社会因素。生物因素包括遗传、生物节律、下丘脑－垂体－肾上腺轴功能失调、神经递质平衡失调等。心理因素包括童年经历、性格特点、生活事件等。社会因素包括社会文化、生活节奏、经济状况等。与焦虑障碍相关的危险因素，包括焦虑障碍家族史、童年期焦虑障碍病史、童年期不良的养育方式、应激性或创伤性生活事件、离异、丧偶、失业、经济困难、共病精神障碍（尤其抑郁障碍）等。

（二）临床表现和评估

1. 临床表现　焦虑障碍的临床表现为焦虑症状群，包括精神症状和躯体症状。精神症状表现为焦虑、担忧、害怕、恐惧、紧张不安；躯体症状表现为心慌、胸闷、气短、口干、出汗、肌紧张性震颤、颜面潮红、苍白等自主神经功能紊乱症状，临床上常见急性焦虑和慢性焦虑。

2. 临床评估　常用的焦虑症状评估量表包括广泛性焦虑障碍量表（generalized anxiety disorde-7，GAD-7）、焦虑自评量表（self- rating anxiety scale，SAS）、汉密尔顿焦虑量表（HAMA）。超过50%的焦虑障碍患者伴有抑郁症状，故对焦虑障碍患者需要同时进行抑郁症状评估。常用的抑郁症状评估量表包括患者健康问卷抑郁量表（patient health questionnaire-9 items，PHQ-9）、抑郁自评量表（Self- Rating Depression Scale，SDS）、汉密尔顿抑郁量表（HAMD）。

焦虑障碍患者常有一定的人格特质，故需要对焦虑障碍患者进行人格测定，以便医师更好地了解患者情况，指导治疗。常用的人格测定包括艾森克人格测定（Eysenck personality questionnaire，EPQ）、明尼苏达多项人格测定（MMPI）。

（三）诊断与鉴别诊断

焦虑障碍的诊断主要依据 ICD-11 和 DSM-5 的疾病分类，以及焦虑的临床症状群和病程来确定特定的焦虑障碍。目前的焦虑障碍诊断包括：①广泛性焦虑障碍。②惊恐障碍。③场所恐惧症。④社交焦虑障碍。⑤特定恐惧障碍。⑥分离性焦虑障碍。⑦选择性缄默。⑧其他药物或躯体疾病所致焦虑障碍。本章主要介绍广泛性焦虑障碍、惊恐障碍、社交焦虑障碍这 3 种常见类型。

焦虑障碍需要与躯体疾病伴发的焦虑症状和精神障碍伴发的焦虑症状进行鉴别，在诊断焦虑障碍前，应做相应的实验室检查以排除躯体疾病。部分躯体疾病可以出现焦虑症状，如二尖瓣脱垂、甲状腺功能亢进等。常规的实验室及辅助检查包括心电图、心脏彩超、甲状腺功能检查、肾脏 B 超、头颅磁共振等。

（四）治疗策略

焦虑障碍是一类慢性疾病，患病时间长、复发率高，对患者日常生活质量影响大。焦虑障碍的治疗原则强调全病程、综合治疗。全病程治疗包括急性期治疗、巩固期治疗和维持期治疗 3 个时期。在临床症状缓解后需要巩固治疗，各指南推荐焦虑障碍的药物维持治疗至少 1 ～ 2 年。维持治疗中需要加强心理治疗，以便患者有良好的心理素质，减少复发。

目前焦虑障碍常用的治疗方法包括药物治疗、心理治疗、物理治疗及其他治疗。焦虑障碍需要药物治疗与心理治疗联合，不同治疗阶段的侧重点不同。药物治疗起效快，心理治疗起效慢。治疗焦虑障碍的常用药物包括抗抑郁药、抗焦虑药、苯二氮䓬类药物等。常用的心理治疗包括认知行为治疗、行为治疗、人际关系治疗、精神动力治疗等。各种治疗应结合患者的具体情况选择，有机结合，以便发挥更好的治疗作用。

二、广泛性焦虑障碍

【典型病例】

患者，男性，35 岁，公务员。平素好强，工作认真负责。半年前，患者被提拔为分局局长，圆了数年的梦想，为此十分高兴。不久之后，他常常感到心慌，莫名其妙紧张，总是担心工作做得不出色、在同事中没有威信、得不到上级的赏识等。因此，他每天都拼命工作，但一段时间以后他发现自己很疲劳，且无法集中注意力，经常发生不该发生的差错。这使他的压力更大，精神更加紧张，几乎每时每刻都感到肌肉紧张、全身酸痛。为此，患者感到非常苦恼，睡眠差（入睡困难、睡眠浅、多梦）。家人总是说他工作太紧张了，可他认为这不是问题，工作紧张是精力充沛的一种表现，以前自己也常以此来获得成功。他试图偶尔听听音乐来放松自己，但仍无法集中注意力。现在比以往更加紧张，不知道这种糟糕的状况何时才能结束。

诊断：广泛性焦虑障碍。

（一）概述

广泛性焦虑障碍（generalized anxiety disorder，GAD）是一种以焦虑为主要临床表现的精神障碍，患者常有不明原因的提心吊胆、紧张不安，显著的自主神经功能紊乱症状、肌肉紧张及运动性不安，往往能够认识到这些担忧是过度和不恰当的，但不能控制，因难以忍受而感到痛苦。GAD 是最常见的焦虑障碍，终生患病率为 4.1% ～ 6.6%，在普通人群中年患病率为 1.9% ～ 5.1%，2019 年发布的《中国精神卫生调查》结果显示，我国广泛性焦虑障碍的年患病率为 0.2%，终生患病率为 0.3%，女性多于男性。GAD 45 ～ 55 岁年龄组比例最高，女性患者约是男性的 2 倍。GAD 常为慢性病程，资料显示患者在明确诊断前已经有 10 年以上病程者并不少见。广泛性焦虑障碍患者常伴有多种躯体症状，共患躯体疾病，约 72% 的患者首诊于非精神科。

（二）病因和发病机理

广泛性焦虑障碍的病因主要有三方面的因素，即素质因素、诱发因素和维持因素。

1. 素质因素　焦虑性人格特征和童年经历通常被认为是广泛性焦虑障碍的素质因素，而遗传因素的具体作用并不清楚。

2. 诱发因素　广泛性焦虑障碍的发生常与生活应激事件相关，特别是有威胁性的事件，如人际关系问题、躯体疾病及工作问题。

3. 维持因素　生活应激事件的持续存在可以导致广泛性焦虑障碍的慢性化。同时，认知特点，如"非黑即白""灾难化"等也可以使症状顽固化。

（三）临床表现

广泛性焦虑障碍起病缓慢，可与一些心理社会因素有关，尽管部分患者可自行缓解，但多表现为反复发作、症状迁延，病程漫长者社会功能下降。

1. 精神性焦虑　精神上的过度担心是焦虑症状的核心，表现为对未来可能发生的、难以预料的某种危险或不幸事件经常担心。有的患者不能明确意识到担心的对象或内容，而只是一种提心吊胆、惶惶不安的强烈内心体验，称为自由浮动性焦虑。有的患者担心的也许是现实生活中可能将会发生的事情，但其担心、焦虑和烦恼的程度与现实很不相称，称为预期焦虑。警觉性增高可表现为对外界刺激敏感，易于出现惊跳反应；注意力难以集中，易受干扰；难以入睡，睡中易惊醒；易激惹等。

2. 躯体性焦虑　表现为运动性不安与肌肉紧张。运动性不安可表现搓手顿足、不能静坐、不停地来回走动、小动作增多。肌肉紧张表现为主观上的一组或多组肌肉不舒服的紧张感，严重时有肌肉酸痛，多见于胸部、颈部及肩背部肌肉。紧张性头痛也很常见，有的患者可出现肢体的震颤，甚至语音发抖。

3. 自主神经功能紊乱　表现为心动过速、胸闷气短、头晕头痛、皮肤潮红、出汗或苍白、口干、吞咽梗阻感、胃部不适、恶心、腹痛、腹胀、便秘或腹泻、尿频等，有的患者可出现早泄、勃起、功能障碍、月经紊乱、性欲缺乏等。

4. 其他症状　广泛性焦虑障碍患者常合并疲劳、抑郁、强迫、恐惧、惊恐发作及人格解体等症状，但这些症状常不是疾病的主要临床相。

此外，GAD 是一种共病率高的疾病，大约 2/3 的患者合并抑郁，GAD 常被认为是抑郁的危险因素。合并抑郁的患者自杀风险明显增高，这种现象在中老年人中相对多见。患者也常合并酒和物质依赖，还有些患者合并躯体疾病，如功能性胃肠病、高血压、糖尿病等。

广泛性焦虑障碍的部分患者可出现焦虑面容、血压升高、心率增快，肢端震颤、反射活跃等体征。

（四）诊断与鉴别诊断

1. 诊断要点　必须在至少 6 个月内的大多数时间存在焦虑的原发症状，这些症状通常应包含以下要素。

（1）过度的焦虑和担忧（为将来的不幸烦恼，感到忐忑不安，注意困难等）。

（2）运动性紧张（坐卧不宁、紧张性头痛、颤抖、无法放松）。

（3）自主神经活动亢进（出汗、心动过速或呼吸急促、上腹不适、头晕、口干等）。

2. 鉴别诊断

（1）躯体疾病相关焦虑　甲状腺功能亢进、低血糖、嗜铬细胞瘤、系统性红斑狼疮等均有焦虑症状，针对相关疾病进行相应的临床和实验室检查，可以明确诊断。同时，患者对疾病的焦虑反应加重了原有的疾病，此时的治疗应同时针对原发疾病和焦虑障碍。

（2）精神障碍相关焦虑　几乎所有的精神障碍都伴有焦虑症状。

抑郁障碍：广泛性焦虑障碍与抑郁障碍有许多症状重叠，目前临床常用的方法是分别评估抑郁和焦虑的严重程度和病程，且优先考虑抑郁障碍的诊断。

其他焦虑障碍：广泛性焦虑障碍常常合并其他焦虑障碍，最常见的是惊恐障碍。如果焦虑是对特定对象和情境的反应，并达到恐惧症的诊断标准，则分别列出。

精神分裂症：有时精神分裂症患者也会出现明显的焦虑，只要发现有精神病性症状，就不考虑广泛性焦虑障碍的诊断。

（3）药源性焦虑　许多药物在长期应用、过量或中毒、戒断时可致典型的焦虑症状。如哌甲酯、甲状腺素、类固醇、茶碱、抗精神病药物（过量）使用，酒精、镇静催眠药戒断时等，根据服药史可资鉴别。

（五）治疗策略

1. 治疗原则　广泛性焦虑障碍是一种慢性、高复发性精神障碍，治疗倡导全病程治疗，包括急性期治疗、巩固期治疗和维持期治疗 3 个时期。急性期治疗主要是控制焦虑症状，应尽量达到临床痊愈，时间一般为 12 周。巩固期治疗主要是预防复发，一般至少 2～6 个月，在此期间患者病情容易波动，复发风险较大。维持期治疗主要是防止复发，一般至少 12 个月。维持期治疗结束后，如果病情稳定，可以缓慢减少药物剂量，直至终止治疗。

2.治疗方法　对于广泛性焦虑障碍，提倡综合性治疗。综合药物治疗、心理治疗、物理治疗等方法，全面改善患者的预后。

（1）药物治疗　新型抗抑郁药如 SNRIs、SSRIs 及 5-HT$_{1A}$ 受体部分激动剂被推荐作为广泛性焦虑障碍的一线治疗药物。三环类抗抑郁药、抗惊厥药、非典型抗精神病药等虽然抗焦虑疗效肯定，但因为不良反应、耐受性及长期使用的安全性等问题，被列为广泛性焦虑障碍的二线治疗药物。苯二氮䓬类药物起效快，治疗初期可以短期联合使用，以快速控制焦虑症状。待其他抗焦虑药起效后，缓慢减少苯二氮䓬类药物剂量，以免产生苯二氮䓬类药依赖，一种苯二氮䓬类药物连续使用时间通常不宜超过 4 周。

（2）心理治疗　尤其是认知行为治疗能显著减轻广泛性焦虑障碍的症状，疗效与药物相仿。其他心理治疗方法包括精神分析治疗、催眠治疗、正念治疗等。

（3）物理治疗　包括 rTMS、针灸治疗等，对于广泛性焦虑障碍可能有效。

（六）疾病管理

广泛性焦虑障碍是一种高复发性精神障碍，需要全程、综合性治疗。精神科医师的专业指导，心理治疗师或咨询师的协助，综合医院医务人员、社区卫生人员、社会工作者的帮助，对广泛性焦虑障碍患者的康复有非常重要的作用。建议患者加强自己擅长的社会活动，培养兴趣爱好。除此以外，全社会加强心理健康科普、缓解工作生活压力、倡导健康的生活方式等，对广泛性焦虑障碍患者的康复也非常重要。

三、惊恐障碍

【典型病例】

患者，男性，35 岁，已婚，因突然紧张、恐惧，伴胸闷、呼吸不畅半小时，由急救车送入院，近来因工作劳累常感疲倦，半小时前在工作中突然感到紧张、恐惧、伴胸前区不适，迅速发展为胸闷、呼吸不畅，患者怀疑可能是心脏病发作，有濒死感。在他人帮助下由"120"急救入院。

患者既往有高血压史 3 年，1 年前多次有类似发作，但只持续了数分钟便自行缓解，发作后心电图检查正常。

入院检查：体温 36.5℃，血压 130/90mmHg，心率 96 次/分，呼吸 24 次/分。一般内科检查无异常发现。精神检查意识清晰，引出焦虑情绪，无抑郁情绪。急诊心电图、血糖正常。根据病史及相关检查，给予地西泮 10mg 静脉缓慢推注，患者惊恐发作即刻消除，随后转精神科进一步治疗。精神科对患者进行了心肌酶学、甲状腺功能、超声、心电图和心脏冠状动脉 CT 成像等检查，均无异常发现。

诊断：惊恐障碍。

（一）概述

惊恐障碍（panic disorder，PD）又称急性焦虑障碍，主要特点是突然发作的、不可预测的、反复出现的、强烈的惊恐体验，一般历时 5 ～ 20 分钟，伴濒死感或失控感，患者常体验到濒临灾难性结局的害怕和恐惧，并伴有自主神经功能失调的症状。

惊恐障碍是一种慢性复发性疾病，伴随显著的社会功能损害，其日常功能甚至明显低于患其他严重慢性躯体疾病如糖尿病、关节炎的患者，终生患病率为 1% ～ 4%，女性是男性的 2 ～ 3 倍。2019 年发布的《中国精神卫生调查》结果显示，我国惊恐障碍的年患病率为 0.3%，终生患病率为 0.5%。

起病年龄呈双峰模式，第一个高峰出现于青少年晚期或成年早期，第二个高峰出现于 45 ～ 54 岁，儿童时期发生的惊恐障碍往往不易被发现或表现出与教育相关的回避行为。

（二）病因和发病机理

惊恐障碍的病因和发病机理目前尚不清楚，涉及因素包括遗传、生化、脑功能、心理等方面。研究发现，惊恐障碍具有较高的家族聚集性；与惊恐障碍相关的神经递质有 5- 羟色胺、多巴胺、去甲肾上腺素、γ- 氨基丁酸等；相关的受体有苯二氮䓬受体和 β- 肾上腺素能受体等；患者有前额叶、杏仁核、岛叶、基底节、垂体等脑功能异常，杏仁核过度激活与额叶对恐惧反应的调控作用减弱；患者常有童年创伤性事件、病前不良生活事件及人格因素。

（三）临床表现

惊恐障碍的特点是莫名突发惊恐，随即缓解，间隔期有预期焦虑，部分患者有回避行为。体格检查患者通常意识清晰，呼吸频率增加，但皮肤黏膜无发绀，可有血压波动、心率增快和心律异常，如果有心脏杂音，需要排除是否有二尖瓣脱垂等心脏疾病。神经系统检查基本正常，精神检查可引出恐惧和焦虑情绪。

1. 惊恐发作 患者在无特殊的恐惧性处境时，突然感到一种突如其来的紧张害怕、恐惧感，此时患者伴有濒死感、失控感、大难临头感；患者肌肉紧张、坐立不安、全身发抖或全身无力；常有严重的自主神经功能紊乱症状，如出汗、胸闷、呼吸困难或过度换气、心动过速、心律不齐、头痛、头昏、四肢麻木和感觉异常等，部分患者可有人格或现实解体。惊恐发作通常起病急，终止迅速，通常持续 20 ～ 30 分钟，很少超过 1 小时，但不久可突然再发。发作期间始终意识清晰。

2. 预期焦虑 患者在发作后的间歇期仍心有余悸，担心再发和（或）担心发作的后果，不过此时焦虑的体验不再突出，而代之以虚弱无力，需数小时到数天才能恢复。

3. 回避行为 60% 的患者对再次发作有持续性的焦虑和关注，害怕发作产生不幸后果。出现与发作相关的行为改变，如回避工作或学习场所等。部分患者置身于某些场所或处境时可能会诱发惊恐发作，这些场所或处境使患者感到一旦惊恐发作，则不易逃离或得不到帮助，如独自离家、排队、过桥或乘坐交通工具等，称为场所恐惧症。

4. 共病　40%的患者可共病抑郁障碍，此时可使惊恐障碍预后变差。不伴场所恐惧的患者治疗效果较好，伴场所恐惧症者复发率高且预后欠佳。在惊恐障碍的患者中社交焦虑障碍、广泛性焦虑障碍、抑郁障碍、物质使用特别是酒滥用发生率增高；大约7%的患者可能出现自杀行为。

（四）诊断与鉴别诊断

1. 诊断要点

（1）1个月内存在几次惊恐发作，或首次发作后因害怕再次发作而产生持续性焦虑1个月。

（2）惊恐发作不局限于任何特定的情境或某一类环境，具有不可预测性。

（3）惊恐发作时除了强烈的恐惧、焦虑外，有明显的自主神经症状如心悸、胸痛、哽咽感、头昏、出汗、发冷发热等，以及非真实感（人格解体或现实解体）、濒死感、失控感等。

（4）惊恐发作突然开始，迅速达到高峰。

（5）发作间歇期除害怕再次发作外，无明显焦虑症状。

（6）患者因难以忍受又无法摆脱而感到痛苦，影响日常生活。

2. 鉴别诊断　惊恐发作主要见于惊恐障碍，但也见于其他精神障碍和躯体疾病所致精神障碍的患者。诊断惊恐障碍前需要排除躯体疾病、物质和药物使用，以及其他精神障碍所致的惊恐发作。

（1）躯体疾病所致惊恐发作　常见的可引起惊恐发作的躯体疾病包括甲状腺功能亢进、低血糖、嗜铬细胞瘤、癫痫、室上性心动过速、二尖瓣脱垂、哮喘、慢性阻塞性肺疾病等。通过相应的体格检查和实验室检查，可以明确诊断。

（2）物质或药物所致惊恐发作　中枢神经系统兴奋剂（如可卡因、苯丙胺、咖啡因等）中毒或中枢神经系统抑制物质（如酒精、巴比妥类等）突然戒断，可诱发惊恐发作。详细的病史采集和相应的体格检查，如意识状态、记忆、言语连贯性等有助于鉴别诊断。

（3）其他精神障碍　惊恐发作可见于场所恐惧症、特定恐惧症、社交焦虑障碍等其他焦虑障碍，当惊恐发作仅仅作为临床的一部分症状时，则不能诊断惊恐障碍。

抑郁障碍伴有惊恐发作，通过有无抑郁发作，有助于鉴别诊断。精神分裂症也可出现惊恐发作，但患者的精神病性症状有助于鉴别诊断。分离（转换）障碍可有类似惊恐发作的表现，但患者有夸张、做作、暗示性强的特点，发病与心理因素和生活事件相关。

（五）治疗策略

1. 治疗原则

（1）综合治疗　联合药物治疗和心理治疗，预防惊恐再次发作。

（2）长期治疗 包括急性期治疗，通常持续 12 周；维持期治疗，通常维持 1 年。

（3）个体化治疗 根据患者的疗效和耐受性调整药物剂量。

2. 治疗方法

（1）心理治疗 惊恐障碍的心理治疗有支持性心理治疗、认知治疗、行为治疗、认知行为治疗等。认知行为治疗是目前惊恐障碍的一线心理治疗，常用的治疗技术包括针对疾病的心理教育、错误信念的认知矫正、躯体不适症状的内感性暴露及呼吸控制技术等。

（2）药物治疗 惊恐障碍的药物治疗包括抗抑郁药、抗焦虑药及其他辅助用药。

1）抗抑郁药：SNRIs 和 SSRIs 类抗抑郁药是治疗惊恐障碍最常用的药物，包括文拉法辛、度洛西汀、氟西汀、帕罗西汀、舍曲林、氟伏沙明、西酞普兰、艾司西酞普兰等。

2）抗焦虑药：常用的抗焦虑药物包括苯二氮䓬类和 $5-HT_{1A}$ 受体部分激动剂。苯二氮䓬类抗焦虑作用起效快，常在发作初期合并使用。常用的苯二氮䓬类药物有劳拉西泮、阿普唑仑、氯硝西泮等。常用的 $5-HT_{1A}$ 受体部分激动剂有丁螺环酮和坦度螺酮。

3）其他辅助用药：β 受体阻滞剂，如普萘洛尔等。

（六）疾病管理

惊恐障碍是一种慢性、复发性精神障碍，约 30% 患者在数年内缓解较好不会再发，约 25% 的患者表现为断续病程，约 45% 的患者缓解较差。部分患者的惊恐障碍可在数周内完全缓解，病程超过 6 个月者易慢性化。所以，惊恐障碍需要全病程、综合治疗，不仅需要药物巩固和维持治疗，也需要进行心理治疗，提高患者的心理素质。除此以外，加强体育锻炼、规律生活、正确对待工作、生活的压力也是至关重要的。

四、社交焦虑障碍

【典型病例】

患者，女性，29 岁，电脑程序员。因见人紧张、不敢在公共场所讲话 5 年来就诊。5 年前在患者被提升到公司的管理职位后，压力增加，逐渐出现紧张，特别是与上级领导、男性同事接触。3 年前患者思量再三决定，辞去管理职位，原因是患者需要经常同其他公司的部门员工进行互动，偶尔还要公开演讲。患者总是对不熟悉的人感到紧张，担心别人会嘲笑她或犯一些社交失礼的错误，在团队面前发言经常会感到"害怕"。当患者不得不与别人交流时，出现心跳加速、口干舌燥、汗流浃背等。开会时，患者常想到可能会说一些非常愚蠢的事情或可怕的失言，并因此数次回避重要会议。

诊断：社交焦虑障碍。

（一）概述

社交焦虑障碍（social anxiety disorder，SAD）又称社交恐惧症，是以在社交场合持续紧张或恐惧，回避社交行为为主要临床表现的一类焦虑恐惧障碍。

2019 年发布的流行病学资料显示，我国社交焦虑障碍的年患病率为 0.4%，终生患病率为 0.6%。儿童青少年与成人的年患病率相仿，城市与农村的年患病率相仿，女性与男性的比例为 1.5∶1 ～ 2∶1，发达国家高于发展中国家。社交焦虑障碍发病年龄较早，一般起病于儿童中期，中位起病年龄为 10 岁，但就医年龄通常在青少年和成年早期。社交困难是社交焦虑障碍发展的重要风险因素，因此，社会技能培训可以预防或减轻社交焦虑症状，其他相关的危险因素包括受教育程度低、社会经济地位低、单身或者离异、共病抑郁障碍等。

（二）病因和发病机理

研究显示，遗传因素在 SAD 发病中起到重要作用，遗传度为 30% ～ 65%。在临床中 SSRIs 治疗 SAD 有效，提示 SAD 与 5-HT 功能异常相关。神经影像研究发现，社交焦虑障碍患者纹状体中多巴胺转运体存在功能异常。

在 SAD 的发生发展中，可能的危险因素有童年期的过度保护、忽视和虐待、行为被过分控制或批评、父母婚姻不良、缺乏亲密关系、学校表现不佳等。在此环境中长大的儿童常常对社交有认知扭曲，长期习惯对模糊事件给予负性解释，对负性事件给予灾难性解释，常常对自我进行持续的负性反思。另有部分患者可能经历过创伤性、"羞辱性"的社交事件。

（三）临床表现

社交焦虑障碍核心症状是显著而持续地担心在公众面前可能出现丢丑或有尴尬的表现，担心别人会嘲笑、负性评价自己，在别人有意或无意的注视下，患者就更加拘束、紧张不安，因此常常回避社交行为。尽管患者意识到这种紧张和恐惧是不合理的，但仍然设法回避相关的社交场合，在极端情形下可导致自我社会隔离，对必须进行的社交充满紧张不安，并在社交时有强烈的焦虑和痛苦，脸红、手抖、不敢对视等，在尽可能完成必需的社交行为后就匆忙离去，这些回避行为可严重影响患者的个人生活、职业功能和社会关系。

社交焦虑障碍患者出现社交焦虑的场合多为公共场合进食、公开讲话、在他人的注视下签署重要文件、遇到异性、学校环境等。有学者认为，从羞怯到回避型人格障碍，再到社交焦虑障碍是一种症状连续谱。一部分患者可能通过物质滥用来缓解焦虑而最终导致物质依赖，特别是酒精依赖。本病患者共病广泛性焦虑、抑郁障碍和双相障碍比较常见。

（四）诊断与鉴别诊断

1. 诊断要点　社交焦虑障碍的诊断要点包括：①面对可能被审视的社交情境时产生显著的害怕或焦虑。②害怕自己的言行或焦虑症状引起别人的负性评价。③主动回避恐惧的社交情境，或者带着强烈的害怕或焦虑去忍受。④症状持续数月（DSM–5 要求 6 个月以上），引起痛苦，或导致社交、职业、教育等其他重要功能的损害。值得注意的是，社交焦虑障碍在共病其他精神障碍如抑郁障碍或自杀的患者中常被漏诊。

2. 鉴别诊断

（1）抑郁障碍　场所恐惧症和抑郁障碍均可致患者"困于家中"，需注意鉴别。社交焦虑障碍患者的恐惧对象是特定的社交情景，以及在特定的社交情景下被人评价而令自己陷入窘境；场所恐惧症的患者是恐惧在特定的人多场所遇到困难情景（如惊恐发作等）时无法及时脱身或获得帮助；抑郁障碍患者因情绪低落、缺乏动力和兴趣，很少参与社交。

（2）其他精神障碍　回避型人格障碍、躯体变形障碍、注意缺陷与多动障碍、精神分裂症、物质滥用也常发现于社交焦虑障碍患者中。通常，患者的社交焦虑症状早于其他精神障碍发生，其他障碍可能由恐惧社交的痛苦及损害继发产生（如社交孤独所致抑郁，为应对社交焦虑导致酒精及物质滥用等）。

（五）治疗策略

1. 治疗原则

（1）药物联合心理治疗　药物治疗和心理治疗不能互相取代，在治疗开始即可同时应用，以求最大治疗效果。

（2）全病程治疗　急性期治疗立足改善患者症状，长程治疗致力减少残留症状、恢复患者社会功能、预防复发。无论是药物治疗还是心理治疗都需要维持至少 12 个月。症状稳定半年后，可适当减少药物剂量及延长心理治疗间隔时间，使患者全面回归社会。

2. 治疗方法

（1）认知行为治疗　认知行为治疗基本原则是消除恐惧对象与焦虑反应之间的条件性联系；对抗回避反应；在此过程中改变自己不合理的认知。

（2）药物治疗

1）抗抑郁药：SSRIs 为治疗社交焦虑障碍的一线药物，SNRIs 也有效。

2）其他：苯二氮草类（BDZs）药物有明确控制焦虑恐惧的作用，但不宜长期服用。β 受体阻滞剂对心理因素所致的震颤有效。

（六）疾病管理

社交焦虑障碍是生物、心理、社会等多方面因素相互影响的结果。研究显示，社交焦虑障碍患者其家庭、职业及社会功能受限重，病程长，医疗卫生资源花费多。社交焦虑障碍的长期管理，既需要患者的积极参与、专科医疗团队的干预，也需要家属的配合及社区卫生中心的协调合作。对于有家族史、过度内向、负性自我评价、管教严厉、行为抑制、被过度保护的儿童及青少年，父母应调整教养方式，如多给予鼓励及肯定、创造开放式的家庭环境和积极的社交条件、为患者提供心理支持、避免过度的惩罚打击等。专科医师应为患者及其家庭提供心理咨询与治疗、康复指导、门诊及电话随访，并督促就诊。社区卫生人员可提供生活指导、健康宣教及疾病知识普及，长程跟踪了解患者的病情及波动情况，有利于疾病预防、早期识别及早期干预。

第十二章　精神发育迟滞

【典型病例】

患儿，女孩，11 岁，小学三年级学生，因注意力涣散、学习成绩差就诊。患儿 8 岁入学，在学校尊敬老师，团结同学，但老师发现她接受能力差，上课时注意力不集中，常发呆，反应速度慢，学习成绩不好，特别是数学从未及格。患儿无重大疾病史，系第二胎，母孕期正常，分娩时脐带绕颈。2 岁以后开始学步，2 岁半开始学喊"爸爸，妈妈"。4 岁时进幼儿园，但自我照顾能力比其他同龄儿童差，不能与小朋友一起做游戏。患儿在家性格温顺，听从父母的教育，能做整理被子、扫地等简单家务，家庭作业需要母亲辅导才能完成。父母非近亲结婚，无精神和神经疾病家族史。躯体检查未见明显异常。

精神检查：意识清晰，定向力完整，接触被动，衣着整齐，对问话能简单回答，发音清晰。检查过程中，患儿注意力难以持久，经常被环境声音岔开。智力普遍性低下，表现词汇较少，不会正确使用同义词或反义词。抽象思维能力、理解判断力均较差，说不清鸡与鸭、汽车与火车的异同点。不能正确解释"坐井观天"的意思。计算力差，不能完成 100 减 7 的连续计算，不能完成 2 位数以上的加减法，自知力存在，知道自己学习不好。

辅助检查：韦氏儿童智力测验：智商 63、言语智商 61、操作智商 64。头颅 CT 未见明显异常。

诊断：轻度精神发育迟滞。

一、概述

精神发育迟滞（mental retardation，MR）又称智力发育障碍，是指个体在中枢神经系统发育成熟（18 岁）之前，以智力发育迟缓和社会适应能力低下、未能达到相应年龄水平为主要临床表现的一种神经发育障碍。社会适应能力缺陷表现在沟通、自我照顾、家庭生活、社交技能、社区资源的使用、自我指导、功能性学业技能、工作、休闲、健康和安全等多个领域。该组疾病可单独出现，也可与其他精神障碍或躯体疾病并存。

二、病因和发病机理

从围生期至中枢神经系统发育成熟（通常为 18 岁）前影响发育的各种因素，都有可能导致精神发育迟滞，主要有遗传和环境因素两个方面。儿童暴露到有害因素时的年龄、持续时间及对脑损害的严重程度，与儿童智力障碍相关。在重度精神发育迟滞患者中约 75% 能确定具体病因，但在轻度智力障碍患者中仅 50% 能发现病因。研究显示，智商 70～80 儿童中，75% 都难以发现确切病因。目前，已明确的病因主要有以下几个方面。

（一）遗传因素

1. 染色体异常 常染色体和性染色体的单体型、三体型、多倍体等染色体数目异常。其中，21–三体综合征（唐氏综合征，先天愚型）和脆性 X 染色体综合征是最常见的疾病。

2. 基因异常 DNA 分子结构异常使人体代谢所需酶的活性不足或缺乏，导致遗传代谢性疾病，有智力障碍临床表现。其中，苯丙酮尿症、半乳糖血症、黏多糖病、脑白质营养不良等常见。

3. 先天性颅脑畸形 如家族性小脑畸形、先天性脑积水、神经管闭合不全等疾病都可能导致智力障碍。

（二）围生期有害因素

1. 感染 母孕期各种病毒、细菌、螺旋体、寄生虫等感染，如巨细胞病毒、风疹病毒、流感病毒、肝炎病毒、弓形虫、梅毒螺旋体等。

2. 药物 很多药物可导致智力障碍，特别是作用于中枢神经系统、内分泌和代谢系统的药物，以及抗肿瘤和水杨酸类药物。

3. 毒物 环境、食物和水被有害物质污染，如铅、汞等。

4. 放射线和电磁波 孕期长期接触放射线和电磁波。

5. 妊娠期疾病和并发症 孕妇患各种疾病，如糖尿病、严重贫血、肾脏疾病、甲状腺疾病等，以及先兆流产、妊娠高血压、先兆子痫、多胎妊娠等。

6. 分娩期并发症 前置胎盘、胎盘早期剥离、胎儿宫内窘迫、脐带绕颈、产程过长、产伤、早产等使胎儿颅脑损伤或缺氧。

7. 母亲因素 母亲妊娠年龄偏大、营养不良、抽烟、饮酒，遭受强烈或长期的心理应激产生持续的情绪抑郁、焦虑等，都可能与智力障碍有关。

8. 新生儿疾病 未成熟、低出生体重、母婴血型不合所致核黄疸、新生儿肝炎、新生儿败血症、胎儿颅缝早闭等。

（三）出生后不良因素

1. 脑损伤 脑炎或脑膜炎等中枢神经系统感染、颅内出血、颅脑外伤、脑缺氧（溺水、窒息、癫痫、一氧化碳中毒、长时间呼吸困难）、甲状腺功能减退、重度营养不良等。

2. 听觉或视觉障碍 儿童接受环境中的听觉和视觉刺激少，影响智力发展。

3. 家庭和社会环境 贫困、与社会隔离等因素，使儿童缺乏接受文化教育或人际交往机会，影响智力发育。

三、临床表现和评估

（一）临床表现

1. 早期症状　精神发育迟滞患者早期往往有以下表现：①喂养困难，吸吮能力差，咀嚼晚，吃固体食物容易出现吞咽困难和呕吐。②睡眠过多，不易唤醒，不爱哭闹，显得很乖。③哭声异常，哭声尖锐或尖叫，也有表现哭声无力。④3～4个月后才会笑，对外界刺激缺乏反应，表情呆滞。⑤注视手和玩手的动作在6个月后还持续存在。⑥对周围事物缺乏兴趣或兴趣短暂，反应迟钝，注意力不集中，无目的地多动，不喜欢与人交往，无依恋情感；似乎听力、视力异常，但客观检查无异常。⑦精细动作和大动作较正常儿童落后2～3个月或以上。⑧语言发育落后，发音不清，1岁半还不会说出有意义的词。⑨具有特殊的外貌，如眼距过宽等。

2. 临床特征　精神发育迟滞患者的主要临床表现为不同程度的智力低下和社会适应能力缺陷，可伴有一些精神症状和躯体疾病。根据其缺陷程度可分为以下4个等级。

（1）轻度精神发育迟滞　较常见，占精神发育迟滞的85%以上。患者智商为50～69。患者在学习和理解复杂的语言概念和学习技能方面表现出困难，在幼儿期即可表现出语言发育延迟、理解和分析能力差、抽象思维发展落后，最终难以或只能勉强完成小学学业。大部分患者日常生活能自理。成年以后智力水平相当于9～12岁正常儿童。

（2）中度精神发育迟滞　占精神发育迟滞的10%左右。患者智商为35～49。患者从幼年开始智力和运动发育均明显较正常儿童迟缓，发音含糊不清，词汇贫乏以致不能完整表达意思，不能适应普通小学的学习，生活技能差，经训练后能学会一些简单的生活技能，在监护下可做简单重复的劳动。成年以后智力水平相当于6～9岁正常儿童。

（3）重度精神发育迟滞　占精神发育迟滞的3%～4%。患者智商为20～34。患者出生后表现出明显的发育迟缓，语言和学习能力非常有限，词汇很少，用单字或短语进行表达，不能理解书面语言或数字、数量和时间概念。日常生活需人照料和指导。成年以后智力水平相当于3～6岁正常儿童。

（4）极重度精神发育迟滞　占精神发育迟滞的1%～2%。患者智商＜20。患者拥有非常有限的沟通能力，不会说话也听不懂别人的语言，不认识人和环境，毫无防御和自卫能力。常合并严重的神经系统发育障碍和躯体畸形，完全依靠别人的照顾生活。成年以后仅能达到3岁以下正常儿童的智力水平。

精神发育迟滞患者常伴有其他精神症状，如易激惹、多动、攻击和破坏行为，刻板、强迫及自伤行为，还可伴有幻觉、妄想等精神病性症状。部分患者可共患其他精神障碍（常见注意缺陷多动障碍）。此外，精神发育迟滞患者还可伴有神经系统症状和躯体畸形。

（二）临床评估

需要全面采集病史，进行精神检查和躯体检查，其中详细的生长发育史特别重要，据此可对儿童生长发育情况做出全面的临床评估。同时，根据年龄、智力损害和社会适应的程度，选择适用于患者的标准化发育量表或智力测验以辅助诊断。国内常用韦氏智力量表和儿童社会适应行为评定量表。

一般将智商（intelligence quotient，IQ）作为评定精神发育迟滞的分级指标，IQ 在 100 ± 15 为正常范围，IQ 在 $70 \sim 89$ 为边缘智力，属于精神发育迟滞与正常智力之间的过渡状态，IQ 在 70 以下者为智力低下。精神发育迟滞者 IQ 低于人群均值 2 个或以上标准差（人群的 IQ 均值定为 100，一个标准差的 IQ 值为 15）。

四、诊断与鉴别诊断

（一）诊断

1. 诊断要点

（1）智力明显低于同龄人的平均水平，一般智商 < 70。

（2）社会适应能力不足，表现在个人生活能力和履行社会职能有明显缺陷。

（3）起病于 18 岁以前。

（4）严重程度标准按临床表现和智力测定水平分为轻度、中度、重度、极重度四级，详见表 12–1、表 12–2。

2. 病因学诊断 对所有确诊的患者，应通过病史和躯体检查，遗传学、代谢、内分泌等实验室检查，脑电图，头颅 CT、MRI 等检查，积极寻找可能的病因，做出病因学诊断。这样有利于治疗和康复，也为患儿家庭的优生优育提供有用的资料。

表 12–1 精神发育迟滞临床四级分类表

分级	智商水平	接受教育和康复训练能力	日常生活能力
轻度	69 ～ 50	初级教育或特殊教育	可独立生活
中度	49 ～ 35	特殊教育和训练	掌握简单生活技能，半独立生活
重度	34 ～ 20	简单训练	生活自理能力差，需要监护
极重度	< 20	无能力	无生活自理能力，需要监护

表 12–2 精神发育迟滞各级诊断标准参考表

	重度	中度	轻度
语言思维理解力	无语言或发音不清或仅有片言只语，生活用语也不能理解，有时吐字不清	可有语言，但词汇贫乏，仅能表达有限的意愿和要求，能理解日常简单用语	言语发育较好，但理解能力仍差，仅能反映事物的表面现象
计算力	不识数	略识数	运算困难，难以达到小学毕业程度

续表

	重度	中度	轻度
情感及动作	原始情感或愚蠢表情，不能行走、站立，或可行走而步态不稳，动作笨拙，不能做较灵巧动作，如系带及扣纽扣，生活不能自理	能辨认亲疏，部分有羞怯感，情绪不稳，兴趣少，精细动作困难，如不会用针缝补或手工粗糙，字迹不整	情感较丰富，有一定的兴趣，但主动性、积极性仍差
社会适应能力	对陌生环境表现恐惧、不安或无反应，无劳动能力	主动活动少，大部分可在指导下做简单劳动，长期训练后，生活可部分自理	大部分能在他人照顾下从事较简单劳动，遇不良刺激易产生反应状态

（二）鉴别诊断

1. 暂时性发育迟缓　各种心理因素或躯体因素（如营养不良、慢性躯体疾病、学习条件不良或缺乏，视觉、听觉障碍等）都可能影响儿童心理，包括智力的正常发育。但这些原因去除或纠正以后，心理发育速度可在短期内追上，甚至赶上同龄儿童的智力水平。

2. 痴呆　18岁以后，任何原因导致的智力低下，皆不能称之为精神发育迟缓，而归属于痴呆。痴呆的程度不同，症状各异。

3. 注意缺陷多动障碍　由于注意力不集中和多动影响学习和社会适应，但病史中发育迟缓不明显，智力检查一般正常，经教育训练或服用提高注意力的药物，症状明显好转，学习成绩显著提高。

4. 特定性发育障碍　发育性言语或语言障碍、发育性学习障碍等都有可能影响儿童的学业和日常生活，但这些患儿除了特定的发育障碍外，智力水平正常。

5. 孤独症谱系障碍　孤独症谱系障碍患者以突出的社交互动与社交交流障碍、兴趣狭窄与刻板重复行为为核心症状表现，也可伴有精神发育迟滞。患者认知发展不平衡，有些患者甚至在某些方面能力超常。

6. 分离障碍　发作时可有痴呆样表现，如有的患者表现为不语、无能、呆滞，不能听懂别人讲话等；有的患者虽然讲话，却又显得什么也不懂，但是这类患者未发作时，基本正常，各方面活动皆如常人。发作时间短，平时聪明，而且查不出相应体征，无痴呆史，发育正常。

7. 精神分裂症　一般病前无躯体及精神发育迟滞。病后虽然有学习成绩下降、反应迟钝、淡漠、环境适应不良，但主要特征是思维、情感与行为的不协调，并不是真正的智力低下。

五、治疗策略

（一）治疗原则

早期发现，早期诊断，查明原因，早期干预。干预以教育和康复训练为主。婴幼儿期尽可能针对病因进行早期治疗干预，以减少脑损伤，使已受损的脑功能得到恢复或代偿。对于年长儿，教育、训练和照管是治疗的重要环节。对于重度和极重度患者，做好养护工作非常重要。

（二）治疗方法

1. 病因治疗　临床实践中要特别重视可治疗的病因，如营养性疾病（维生素 B_{12} 或叶酸缺乏所致的巨幼红细胞性贫血等）、先天性遗传代谢病、甲状腺功能减低等。通过针对病因的治疗，改善致病因素对患者智能的损害。

2. 教育和康复训练　教育和康复训练的目标是促进患者言语交流和认知能力的发展，提高患者的生活自理能力，帮助患者掌握简单劳动技能和独立生活能力。但不同严重程度的患者，教育和康复训练的目标有所不同。

轻度精神发育迟滞患者的最终目标是使患者学会一定的非技术性或半技术性职业技能，尽可能实现独立生活、自食其力的目标；中度精神发育迟滞患者的最终目标是学会生活自理或部分自理，并在他人指导照顾下进行简单劳动；对于重度和极重度精神发育迟滞患者，康复训练的最终目标是帮助患者尽可能学会基本生活技能，如洗漱、穿衣、进食、上厕所。患者亲属需要学习相关训练方法，以便在日常生活中能长期坚持训练，促使训练疗效最大化。

3. 药物治疗　对于患者伴发的其他精神症状，可采用相应药物进行对症治疗，如伴发注意缺陷多动障碍者，可选用哌甲酯或托莫西汀等药物；伴发冲动攻击行为者，可予以小剂量抗精神病药治疗；对合并癫痫发作者，可予以抗癫痫药物进行治疗。

4. 心理治疗和行为治疗　治疗的目的并不在于促进患者的智力发展，而在于解决患者的内心冲突、增进自信、增强患者能力、促进患者独立。在充分考虑患儿的发育水平之时，还要有更多的支持性气氛，每次治疗的时间应短些，治疗的次数可能要多些，包括认知行为疗法、系统脱敏法、暗示矫正法、识错法和培养习惯法、集体矫正法、代币疗法。

六、疾病管理

（一）积极预防

精神发育迟滞一经发生很难纠正，因此预防尤为重要，应积极开展三级预防。一级预防包括做好婚前检查、孕期保健、适龄生育，预防遗传性疾病的发生，加强儿童保健；二级预防包括症状前诊断和预防功能残疾，即对可疑患儿消除不利因素，定期随访，早期干预；三级预防为减少残疾，提高补偿能力，即对于确诊精神发育迟滞的患儿，积极干预，尽可能减少其残疾，恢复其功能。

（二）长程管理

精神发育迟滞的长程管理应建立在规范评估的基础上。严格按照《儿童心理保健技术规范》，采用预警征定期监测患者的功能进步或功能损害情况，并为家庭提供相关的干预建议和实用的操作方法，从而使每一位患者得到持续性康复训练和帮助。

　　作业治疗师和物理治疗师对患者功能损害、强项和需求的评估，可使患者获得相应的帮助。社会工作者对患者家庭状况及家庭需求的评估，可为患者家庭提供相应的咨询和社会支持。对疑似遗传性疾病进行的评估，可为患者家庭提供遗传咨询和服务。此外，还需要其他专科医师的帮助，以评估和治疗其他相关问题，从而使患者得到更加全面的治疗和干预。

第十三章　癫痫性精神障碍

【典型病例】

患者，男性，36 岁，初中文化，农民。患者于 20 年前出现第 1 次抽搐发作，之后每月发作 4 ～ 5 次，发作时四肢强直阵挛，口吐白沫，多次伴有舌咬伤及尿失禁，多次磕伤头部，每次发作 3 ～ 5 分钟，事后不能回忆发作过程。曾在当地医院就诊，诊断为癫痫大发作，间断口服德巴金治疗。近 10 年，患者逐渐表现固执，敏感多疑，脾气暴躁，常因为小事记恨别人并伺机报复，殴打父母，手段残忍。近 1 个月病情进一步加重，凭空听见有人骂他，认为家人在其饭菜里下毒，拒服药物，家属护理困难就诊。患病以来睡眠欠佳，饮食良好，二便正常。

个人史：患者过期产，顺产，自幼智力发育差。

韦氏智力测验：智商 92。24 小时动态脑电图：中度异常。头颅 CT 未见明显异常。

诊断：癫痫性精神障碍。

一、概述

癫痫（epilepsy）是一种由多种病因引起的慢性脑部疾病，以脑神经元过度放电导致反复性、发作性和短暂性的中枢神经系统功能失常为特征。癫痫在任何年龄、地区和种族的人群中都有发病。我国癫痫的患病率为 0.4% ～ 0.7%，儿童和青少年发病率较高，但是随着老龄化进程，脑血管病、痴呆等神经退行性疾病增加，老年人群中癫痫的发病率出现上升趋势。癫痫给个人、家庭和社会带来严重负面影响。

癫痫性精神障碍（mental disorder in epilepsy）是指癫痫患者中出现的精神行为异常。癫痫发作本身就可以表现为精神行为异常，如先兆期的焦虑紧张、发作期的幻觉、妄想和发作后的行为紊乱等，并且 20% ～ 40% 的癫痫患者共病精神障碍，抑郁障碍共病达到 1/3。除此之外，抗癫痫药治疗也可能导致精神活动异常。

癫痫性精神障碍增加了癫痫诊疗的难度，严重影响患者的生活质量，甚至增加患者的死亡率，也会造成医疗资源的过度消耗。癫痫主要由神经科医师处理，未能详述的内容建议参考神经病学专著，或与神经科医师协同处理。

二、病因和发病机理

癫痫病因与分类密切相关。2017 国际抗癫痫联盟（International League Against Epilepsy，ILAE）将癫痫分为 4 个大类：局灶性、全面性、全面性合并局灶性及不明分类的癫痫，基于这一分类体系提出六大病因：遗传性、结构性、感染性、免疫性、代谢性、未知病因。每名患者可以有单个或多个病因。癫痫病因与年龄关系较为密切，不同年龄组的常见病因如下。

1. 新生儿及婴儿期　先天以及围生期因素、遗传代谢性因素、皮质发育畸形等。

2. 儿童及青春期　特发性、先天性，以及围生期因素、中枢神经系统感染、脑发育异常等。

3. 成人期　海马硬化、头颅外伤、脑肿瘤、中枢神经系统感染性疾病等。

4. 老年期　脑血管意外、头颅外伤、代谢性疾病、中枢神经系统变性病、药物等。

癫痫相关精神障碍的发病机理尚不能完全明确。患者的脑器质性或结构病变可以是癫痫相关精神障碍的病因；癫痫发作造成的脑缺血、缺氧，以及某些部位异常放电引起大脑神经元兴奋性增高影响精神行为；有些抗癫痫药物或精神药物的使用对癫痫发作及其精神行为有影响；癫痫患者的病耻感、孤立无助等社会心理因素也会产生影响。

三、临床表现和评估

（一）临床表现

1. 发作前障碍　癫痫发作前数小时甚至数天，可出现逐渐加剧的紧张、易激惹、焦虑和抑郁等前驱症状，一般在即将出现癫痫发作时最突出。

2. 发作期障碍　癫痫发作时常出现短暂的混乱状态、情感障碍、焦虑、自动症及其他异常行为。精神异常可能是非抽搐性癫痫持续状态的唯一迹象，易被漏诊。癫痫发作期的精神病性症状具有突发突止、存在幻嗅或幻味、相对缺乏一级症状、事后遗忘等特点。

3. 发作后障碍　精神障碍可能发生在癫痫发作后的数小时内，可以表现为精神病性症状，也可以表现为多种运动、感觉、认知和自主功能障碍，也可以为谵妄表现的一部分，或在意识完全清醒的情况下发生。癫痫发作后可以反复出现极端暴力，形式比较固定，男性多见，通常出现在一组痫样发作之后，多有事后遗忘。

4. 发作间期障碍

（1）认知损害　部分癫痫患者会出现认知改变。认知损害的出现可能与患者同时存在其他脑部损伤、非抽搐性发作有关，也可能是抗癫痫药物的不良反应。少数癫痫患者表现为认知功能进行性下降，这种情况需要仔细检查排除潜在的进行性神经系统疾病，尤其是儿科患者。

（2）人格改变　部分癫痫患者出现人格改变，表现为自我中心、易激惹、偏执、好争辩以及刻板等。但是只有少数患者有严重的人格问题，这很可能反映了脑部损伤对教育、就业和社会生活的不良影响，并非与癫痫特定关联。

（3）情感障碍　癫痫患者的情感障碍可能有生物学和心理学两方面的原因，抑郁和焦虑在癫痫患者中很常见。抑郁表现更符合恶劣心境而不是重性抑郁的诊断标准。癫痫患者可有各种类型的焦虑表现，部分患者可有类躁狂表现。

（4）发作间期精神病性表现　发作间期精神病性症状的发生率为 5.2%。在复杂部分性发作，尤其病灶位于中央颞叶或额叶患者较突出。

（5）自杀　自杀和蓄意自伤在癫痫患者中比在普通人群中更常见。在颞叶癫痫和接受癫痫外科手术的患者，这一比例似乎更高。

5. 癫痫共患病　共患病指患者同时患有非因果关联的两种或两种以上的疾病，分别达到各自疾病的诊断标准。癫痫共患病包括精神异常、认知障碍、睡眠障碍、心血管及呼吸系统异常、癫痫猝死、偏头痛等，常见的精神障碍共患病包括孤独症谱系障碍、注意缺陷多动障碍、精神发育迟滞、抑郁障碍、焦虑障碍、双相情感障碍及精神病性障碍。有时与发作间期精神障碍不易区分。

（二）临床评估

临床评估包括癫痫的评估、精神行为症状的评估，以及精神症状与癫痫关系的评估。建议进行如下评估：

1. 完整的病史　依据目击者和患者对发作时表现详细描述，了解患者的既往史，明确病程演变过程，以及发作与精神症状的时间关联。

2. 体格检查　重点在神经系统检查，如局灶体征、反射和病理征等，继发性癫痫患者可有原发疾病体征。

3. 精神检查　包括一般状况、意识改变、感知觉、思维、情感、意志活动、认知症状及自知力。

4. 辅助检查　重点是脑电图，有条件可以进行长程视频脑电监测。头颅 CT 和 MRI 在疑似癫痫患者中建议完善，必要时可以依据功能磁共振成像（FMRI）、磁共振波谱（magnetic resonance spectroscopy，MRS）等辅助评估。对高危患者辅助检测已知的癫痫致病基因。

四、诊断与鉴别诊断

（一）诊断

癫痫性精神障碍诊断的前提是痫性发作，以下因素提示痫性发作：突然发作、持续数秒至数分钟的程式化过程、咬舌、尿失禁、发绀、发作过程中持续受伤，以及发作后长时间意识混浊或模糊。有条件的可与癫痫专科医师一起依据 ILAE 癫痫分类框架明确癫痫的分类及综合征诊断。

癫痫性精神障碍诊断要点：①诊断癫痫。②存在精神行为症状。③精神行为症状与癫痫相关。④脑电图及脑影像检查可能有阳性发现，可以提示病因线索。

（二）鉴别诊断

1. 癔症性抽搐发作　癔症性抽搐发作又称分离性抽搐，患者可有痉挛发作及精神病性发作，但与癫痫发作不同。癔症患者有明确的心理社会诱因、发作形式特殊而多变、缺乏自主神经表现或面色改变等。患者可受暗示，发作期间仍保留觉察能力。值得注意，有些癫痫患者在精神因素的作用下也可出现癔症发作，24 小时脑电图检查对此有重要的诊断和鉴别诊断价值，鉴别详见表 13-1。

表 13-1　分离性抽搐和癫痫大发作的鉴别

	分离性抽搐	癫痫大发作
性别年龄	青年女性多见	多年龄均可见
发作诱因	多在精神刺激之后（也可自我暗示发作）	可无明显诱因
先兆	可以有，但内容形式多变化	内容形式固定
发作形式	翻滚、四肢乱舞、表情痛苦、保持呼吸	症状刻板，强直期、阵挛期次序分明，呼吸停止
拇指	发作握拳时常在其余四指之外	常在其余四指之内
言语	可以讲话	绝无
意识	多清楚、可有朦胧	丧失
大便失禁	无	可有
小便失禁	偶有	常有
眼球运动	躲避检查者	固定朝向
眼睑	掰开时阻抗大	松弛
咬伤	较少咬伤自己，可咬伤他人	可咬伤自己的舌、唇
摔伤	较少、较轻	较重、多伤在头面部
持续时间	数分钟到数小时	不超过数分钟（除外持续状态）
发作地点	多在人群中、安全地带	不择
睡眠中发作	无	常见
脑电图	正常	可见棘波或阵发性 θ 或 δ 波

2. 睡行症　睡行症为睡眠障碍的一种形式，常见于儿童，表现为从睡眠中突然起床活动，可含糊回答，之后继续入睡，事后不能回忆。癫痫也常见于儿童，但两者之间的区别在于睡行症儿童可以被唤醒，而癫痫患者有意识障碍，因而不能被唤醒，且动作多，易出现暴力冲动行为。

3. 情感性精神病　癫痫性病理性情绪恶劣时不具有典型抑郁症的"三低"症状。虽然情绪略低，主要表现苦闷、紧张及不满，而并无真正的情绪低落、自责自罪、思维迟缓及活动减少。癫痫时欣快状态常有紧张、恶作剧色彩，而无愉快感、思维联想加快、表情生动及动作上的灵活性等。此外，发作突然，持续短暂等特点也可与情感性精神病鉴别。

4. 精神分裂症　癫痫性木僵状态的临床表现有时与精神分裂症紧张型十分相似，但前者发作时间相对短暂，发作时有意识障碍及发作后有遗忘等特点与后者不同。癫痫性精神分裂症样状态的临床表现与偏执型精神分裂症类似，但无内向性表现，无精神活动之间的不协调及与周围环境不配合等特点。而且，癫痫性精神分裂症样精神病具有情感反应相对较好，病前分裂样人格特征不突出，自知力恢复较快等特点。此外，癫痫发作史、性格改变及脑电图异常亦有助于鉴别。

5. 感染性和中毒性精神病 癫痫性谵妄需与感染或中毒时谵妄状态相区别。前者为发作性，持续时间较短，发作前无感染、中毒史。既往癫痫发作史，详细体检，脑电图检查均有助于鉴别诊断。

五、治疗策略

（一）治疗原则

1. 个体化治疗 在制定治疗计划时，区分病因，以及发作期前后和发作间期的精神障碍非常重要。对于发作期前后的精神障碍，治疗的目的是控制癫痫发作。发作间期精神障碍的治疗通常与非癫痫患者相似，对症治疗为原则。

2. 合理选择药物 依据发作类型和综合征分类进行选择抗癫痫药，尽可能单药治疗，缓慢加减量，达不到无发作推荐联合治疗，应该始终考虑精神药物对癫痫发作阈值的影响，避免使用增加癫痫发作风险的药物如氯氮平、三环类抗抑郁药、安非他酮等。某些抗癫痫药物可导致认知损害和精神症状，具有情绪稳定作用的抗癫痫药更适用于癫痫性精神障碍治疗，需权衡选择。

3. 联合药物要谨慎 抗癫痫药、精神药物和其他药物之间的药代动力学相互影响，可能导致血药浓度达到毒性水平或低于治疗水平，应始终关注药物相互作用。

4. 及时会诊 对癫痫控制不佳和诊断治疗困难的患者，可以考虑神经科会诊共同商讨。

（二）治疗方法

常用的治疗方法包括药物治疗、心理治疗、外科治疗（切除性手术、姑息性手术和神经调控）、生酮饮食，近年来药物治疗和神经调控都有许多进展。

1. 药物治疗 部分抗癫痫药对精神活动有影响，共病精神行为障碍时应优先选择具有情绪稳定作用的抗癫痫药，如丙戊酸钠、卡马西平、拉莫三嗪、奥卡西平、普瑞巴林、加巴喷丁等，尽量避免使用苯妥英钠、苯巴比妥、托吡酯、唑尼沙胺、左乙拉西坦等对精神活动有不良影响的抗癫痫药。

2. 心理治疗 克服消极自卑心理、鼓励其参加工作、学习，保持有益的社会交往。常用治疗方法包括支持性心理治疗、认知疗法、行为矫正治疗等。

3. 外科手术治疗 部分癫痫性精神障碍的精神症状是由于反复癫痫发作所致，所以去除癫痫灶不仅可以减少癫痫发作，也在一定程度上可控制精神症状。

六、疾病管理

癫痫治疗和管理涉及多专业团队的协同工作，包括神经科医师、精神科医师、全科医师、神经心理学家、电生理及神经影像人员、护理人员、社会工作者及患者监护人等共同完成。癫痫性精神障碍处理也离不开团队协作，其中精神科医师承担着精神行为症状诊断评估、精神药物治疗和心理社会康复指导工作，也承担精神卫生知识教育宣传的职能。癫痫诊断的病耻感影响深远，理应对此保持足够的敏感性，通过健康教育，消除恐惧和误解，帮助患者提升生活质量。

第十四章　老年痴呆

【典型案例】

患者，女性，72 岁，汉族，已婚，中学文化、退休。患者 2 年前开始出现记忆力下降，初时表现为记不住客人的名字、记不住看过的新闻等，之后记忆下降逐渐明显，重复购买相同的食品，烧水忘了关火以致将水壶烧干，并发展到遗失贵重物品，包括钱包和存折等。患者 2 个月前上街，找不到回家的路，家人四处寻找。患者过去注意仪表，病后却懒于洗澡换衣，最近连吃饭也需家人督促。

精神检查：意识清晰，接触被动，衣貌欠整洁，纽扣扣错。多问少答，知道自己的姓名和年龄，地点、时间模糊不清。思维联想缓慢，暂未见有失语症状，记忆力检查提示近记忆明显下降，如不能回忆早餐内容等。未引出幻觉、妄想等精神病性症状，无抑郁、焦虑情绪，情感反应迟钝。日常生活需督促料理。

家族史：患者母亲高龄时也有类似症状，但未经诊断和治疗。

实验室及特殊检查：各项生化指标无阳性发现。头部 CT 发现皮质性脑萎缩和脑室扩大。

初步诊断：阿尔茨海默病。

一、痴呆

（一）概述

痴呆（dementia）是大脑病变引起的慢性脑病综合征，表现为较严重的、持续的认知障碍，以缓慢出现的智能减退为特征，伴有不同程度的人格改变，没有意识障碍。痴呆主要发生在老年期，而且年龄愈大，患病率愈高。根据 2019 年流行病学调查结果显示，我国 65 岁以上老年期痴呆终生患病率为 5.56%。随着老龄人口的迅速增加，患有老年期痴呆的人群规模越来越大。

（二）病因

痴呆的病因很多，流行病学研究提示，老年期痴呆的常见原因是阿尔茨海默病，约占痴呆病例的 59%，其次是血管性痴呆，约占 17%，阿尔茨海默病和血管性痴呆两种病变共存的混合性痴呆，约占 14%，其他原因所致的痴呆占 10% 左右，包括其他变性脑病、颅内感染、脑外伤、脑肿瘤、癫痫、中毒、内分泌代谢性疾病、营养缺乏等。部分痴呆病例，如能找到病因和及时治疗，有可能获得不同程度的缓解。

（三）临床表现

痴呆大多慢性起病，其临床表现包括三个维度，独立生活能力（activities of daily living）、精神与行为症状（behavioral and psychological symptoms of dementia，BPSD）、认知功能减退（cognitive decline），简称为"ABC"症状。

1. 独立生活能力显著下降　独立生活能力显著下降是患者进入痴呆阶段的标志。痴呆患者的社会生活功能减退程度，与其认知功能缺损严重程度密切相关。痴呆的早期，患者认知功能缺损较轻，仅表现为近事记忆障碍，患者的日常生活能力无明显损害，但职业能力有明显下降，工作效率下降，如不能胜任目前的工作、难以完成过去容易完成的报表、记不住周围同事的姓名等。对事物缺乏兴趣，容易疲劳，回避复杂的工作和任务。随着痴呆的进展，记忆障碍日益严重，智能进一步衰退，可出现定向障碍，大小便失禁，日常生活不能料理等。

2. 精神与行为症状　精神与行为症状可作为伴随症状，出现在各阶段。轻度的BPSD在前驱期或早期可作为独立症状出现，包括以下内容：①痴呆的早期，患者对自己认知功能的减退有一定的自知力，而出现焦虑、沮丧和苦恼，此时常可出现消极意念；后期患者则呈现情感淡漠、幼稚、愚蠢性欣快和哭笑无常等。②人格障碍出现较早，表现为人格改变或原先人格特征的释放，变得不爱清洁、不修边幅、暴躁易怒、自私多疑等。③由于记忆障碍、智能减退，引起暂时的、多变的、片段的妄想观念，如被偷窃、损失、嫉妒和被害妄想。④有片段的幻觉，以幻听多见。⑤受幻觉妄想的影响，或对周围环境的理解判断力差，可出现冲动攻击行为，也可有自杀行为。⑥有些患者外出乱跑，拣捡拾废物垃圾藏于屋内，部分患者可出现丧失伦理道德的行为或反社会行为，如性犯罪或偷窃等。

3. 认知功能减退　认知功能减退是痴呆的核心特征。记忆障碍是痴呆最早出现的症状，最明显的是近事记忆障碍，患者很难记住新近发生的事情，如忘记约会、忘记携带钥匙及钱包等物品。远事记忆的缺损不明显，对日生活虽有影响但不很严重。中度痴呆者则近事记忆障碍非常严重，物品放在何处瞬间即忘，外出不记得回家的路，甚至不知道日期，因此明显影响日常生活，学习新知识的能力明显下降。此时患者尚记得自己身份，并保留片段的远事记忆。严重痴呆患者则近事记忆完全丧失，甚不认识自己的亲人。远事记忆障碍也越来越明显，记不起个人重要的生活事件，如结婚的日期、自己的出生年月等。生活完全需人照顾，不知饥饱，大小便也不能自理。理解、分析、判断能力等智能的障碍也是痴呆的主要症状，这些症状的严重程度常与记忆障碍密切相关。轻度痴呆患者，智能障碍不明显，日常生活能力一般无明显损害；中度患者只能做简单的家务，其他都需家人督促和照料；重度患者其智能障碍严重，生活不能自理。

（四）诊断

痴呆的病因诊断应根据病史、体格及神经系统检查、实验室检查及各种辅助诊断技术，进行全面考虑和综合分析，因为引起痴呆的疾病种类繁多，应避免漏诊可以治疗的任何痴呆病例。

1. 采集病史 详细采集病史，了解患者认知功能、生活能力以及行为方面的表现及出现时间。在可能的情况下，除患者本人提供的病史外，应尽量获得知情者提供的信息。

2. 精神检查 通过精神检查，重点了解其智力水平，包括记忆、计算、抽象、语言表达、注意等，同时了解其意识状态，有无幻觉、妄想及抑郁和焦虑等情绪体验，通过其言谈举止、待人接物来判断其性格特点。要将患者的目前心理功能状况与其文化背景和先前的状况进行比较。

3. 神经认知测验 精神检查前，通常会用一个简短的标准化的痴呆筛查工具对患者的认知功能进行初步检查，使用最多、信度和效度较好的是简易智力状态检查（mini-mental state examination，MMSE）。该测验简便易行，在短时间内可了解患者的总体智能。该测验总分为 30 分。有学者报告在文盲组 < 19 分为痴呆，小学文化组 ≤ 22 分为痴呆，初中及以上文化组 ≤ 26 分为痴呆。

ICD–10 中有关痴呆的诊断标准：①脑部疾病所致的一种综合征，通常为慢性（病程至少 6 个月），或进行性记忆障碍，同时至少有下列一种或多种大脑皮层功能障碍：思维、定向、理解、计算、学习能力、语言、判断。②意识清楚。③认知功能通常伴有情绪控制、社会行为或动机退化，对个人生活能力有影响，其性质取决于患者所处的社会和文化地理环境。

（五）治疗

1. 治疗原则 痴呆患者的临床症状涉及认知缺损、精神行为紊乱等多个方面，因此，对于痴呆患者的治疗，应遵循个体化和多方位的原则。

（1）全面评估临床症状和疾病状况，据此选择可行和合适的干预方法。对每一位痴呆患者而言，首先对其疾病和临床症做全面的评估，然后选择可行和合适的干预方法，包括各种药物治疗和心理、社会行为干预。

（2）在各类治疗方法并用的情况下，如症状持续存在或又出现新的症状，建议每次仅对一类治疗方法做出变动，以便及时评估上述变动的效果，并在实施过程中定期随访疗效。

（3）痴呆常常是一个进展性的过程，在每一治疗阶段，医师需密切关注日后可能出现的症状，同时帮助患者及其家属对这些可能出现的症状有所了解，并对患者日后可能需要获得的照料有所准备。

（4）治疗方案应根据患者疾病所处的阶段和呈现的特定症状来决定，并应根据病情的进展而不断调整，以解决不断产生的新问题。针对不同严重程度痴呆患者的不同特点，各阶段在确定治疗方法和制定治疗目标时，应有所侧重。

2. 治疗方法 不同类型的痴呆症其治疗方法有所不同，主要针对痴呆病因积极用药治疗，加强生活护理和全病程管理非常重要，在治疗过程中需要注意以下几点。

（1）轻度痴呆患者 治疗方案的重心是帮助患者及家属尽快了解疾病的相关知识和

消除病耻感；识别患者已缺损和尚保留的功能，提供应对这些问题的专业建议；告知照料者他们可能获得所需支持和帮助的机构及社会团体；积极进行药物治疗以改善认知缺损症状，同时密切关注和及时治疗可能伴发的抑郁症状。

（2）中度痴呆患者 以加强看护、防止意外和积极进行促认知药物治疗为重点，同时需及时识别和治疗伴发的精神行为症状。

（3）重度痴呆患者 以加强生活照料和提高生活质量为重点。

3. 药物治疗注意事项

（1）用药时应从低剂量开始，小剂量加药，且适当延长加量间期。

（2）一些药物的不良反应可能在老年患者中的表现更为突出，使用中应特别谨慎。

（3）抗胆碱能不良反应在患有心血管疾病、前列腺和膀胱疾病及其他躯体疾病的老年患者中，将表现得更为严重，患者对此的耐受性也将下降。这类药物有时还会加重痴呆患者的认知缺损，并可导致意识模糊，甚至谵妄。

（4）由于老年人的血管张力下降，加上较有可能服用导致体位性低血压的药物，则跌倒及跌倒所致受伤的可能性会增加。

（5）引起中枢镇静的药物可能会影响认知功能，增加跌倒的风险，使患者由于呼吸抑制而发生睡眠呼吸暂停的机会增加。

（6）患 AD 和帕金森病的老年人，对锥体外系不良反应的易感性较高。

（7）老年患者的用药必须十分慎重，原则上应尽量避免多药合用。

二、阿尔茨海默病

（一）概述

阿尔茨海默病（alzheimer disease，AD）是一种病因未明的原发性退行性脑变性疾病。多起病于老年期，起病隐袭，缓慢不可逆地进行性发展，临床上以认知障碍为主，同时伴有精神行为异常和社会生活功能减退。起病在 65 岁以前者称为早发型痴呆，多有家族史，病变发展较快，常有失语和失用。65 岁以上发病者称为晚发型痴呆，多为散发，病变发展较慢。

AD 是最常见的老年期痴呆类型，占痴呆总数的 60%～70%。近年来，世界各国有关痴呆患病率的流行病学调查发现，65 岁以上老年人中 AD 的患病率为 4%～7%。患病率随着年龄增加而增加，80 岁以上的患病率可达 20% 以上，95～99 岁患病率超过40%，女性多于男性，性别比例 2∶1。2014 年美国老年精神病学会发布了 AD 的 7 个风险因素：抑郁、糖尿病、吸烟、中年肥胖、中年高血压、低受教育程度、缺乏锻炼。

知识链接

阿尔茨海默病的由来

1901 年 11 月 25 日，一位 51 岁的女性患者对 5 年来发生渐进性的记忆力和理解力减退、说话不顺畅乃至错乱，听幻觉、失去辨别事物与方向的能力、性格偏执等。

德国精神病科医师阿尔茨海默将这五位女患者收入医院诊治，并对患者进行医学检查，确认其上述症状均很明显，并且书写自己的名字也会出错，经过反复对症治疗，其症状未能改善却继续加重，直至1906年4月8日病逝。后来，对患者脑组织进行病理检查，发现广泛性萎缩、脑重量减少。病理切片检视：主要为大脑皮质和皮质下灰质呈现广泛神经细胞脱失、胶质细胞增生、神经原纤维缠结，以及嗜银染色的斑块等。阿尔茨海默就把这个患者的症状和病理改变命名为"脑功能渐进性衰退的失智症"。

1906年11月26日，在德国精神病学会年会中，阿尔茨海默首次报告了他对这位51岁脑功能渐进性衰退女患者长达4年9个月的观察、诊治、追访及研究的结果。1910年，德国精神病学家克雷皮林在其编撰第8版精神病学教科书之中，把阿尔茨海默氏报道的上述病症冠以阿尔茨海默氏的名字，称为"阿尔茨海默病"。

（二）病因和发病机理

1. 神经病理　神经病理结构上大脑皮质弥漫性萎缩，神经元数量减少；微观上发生 β 淀粉样蛋白变性并在神经元外异常沉积和 tau 蛋白异常磷酸化。

2. 神经生化　神经生化脑内特别是海马（负责记忆功能）和新皮质部位的乙酰胆碱递质减少。目前认为，乙酰胆碱是掌管记忆的化学物质。临床上用于治疗 AD 的药物多奈哌齐的理论基础就是乙酰胆碱学说。

3. 分子遗传学　AD 发病与遗传因素有关，有痴呆家族史者，其患病率为普通人群的3倍。

（三）临床表现

AD 多起病隐袭，病程持续进展，少数患者可在躯体疾病、骨折或精神刺激后出现该症状。临床表现同样围绕"ABC"三个维度。认知功能损害是核心表现，近记忆功能受损常为首发及最明显的症状。精神行为症状作为伴随症状出现，可出现在 AD 的任何阶段，甚至可以单独作为首发症状，生活能力下降是在痴呆阶段达到的功能水平。

临床表现为持续进行性的记忆、语言、视空间障碍及人格改变等。轻度的近事遗忘和性格改变是本病的早期症状，随后理解、判断、计算等智能活动全面下降，导致不能工作或操持家务、生活不能自理、口齿不清、语言混乱。一般经5～10年发展为重度痴呆，直至终日卧床不起，最后常因褥疮、骨折、肺炎等并发症或重要脏器功能衰竭而死亡。

早期无神经系统定位症状和体征。抽搐发作和其他不自主运动可见于疾病晚期，并有锥体系和锥体外系症状和体征，包括震颤、肌强直和肢体屈曲等，也可出现强握、吸吮等原始反射。

　　AD 的演变是一个漫长的过程。从大脑出现特征性的病理改变开始到出现记忆下降的主观感觉，然后到轻度认知障碍，再到出现痴呆状态，最后到死亡，可达 30 余年。为了实现早发现、早诊断、早治疗，按照症状表现分成三期六个阶段，见表 14-1。

表 14-1　AD 症状分期

数字分期	症状分期		认知程度	症状描述
1	正常	临床前期	无损害	无主观报告，也无客观证据表明近期认知能力下降或新发精神行为症状（在此阶段 Aβ 开始沉积）
2	主观认知下降（SCD）		无症状	主观认知下降（不限于记忆）或伴轻度的精神行为改变，但客观测试无认知障碍，或 CDR 0.0 分
3	轻度认知障碍（MCI）	痴呆前期	轻度损害	①主观认知下降，且客观测试证实认知障碍（可能主要不是遗忘）或精神行为评估的证据。②独立进行日常生活活动，但可能对较复杂的日常生活产生可检测的但轻度的影响，或③ CDR 0.5 分
4	早期	痴呆期	轻度痴呆	①进行性认知障碍会影响多个领域和精神行为障碍。②对日常生活产生明显的影响，主要损害工具性活动，不再完全独立，偶尔需要帮助，或③ CDR 1.0 分
5	中期		中度痴呆	①进行性认知障碍和精神行为改变。②对日常生活产生广泛的影响，基本功能部分受损，不能独立生活，经常需帮助，或③ CDR2.0 分
6	晚期		重度痴呆	①进行性认知障碍和精神行为改变，可能无法进行临床面试。②对日常生活产生严重的影响，包括自我照料在内的基本活动受损，完全依赖帮助，或③ CDR3.0 分

　　注：临床痴呆评定量表（clinical dementia rating，CDR）已成为 AD 痴呆临床分级的金标准。得分为 0 分表示正常；0.5 分表示可疑痴呆；1.0 分表示轻度痴呆；2.0 分表示中度痴呆；3.0 分表示重度痴呆。

（四）诊断与鉴别诊断

　　1. 诊断　AD 病因未明，诊断首先根据临床表现做出痴呆的诊断，然后对病史、病程的特点、体格检查及神经系统检查、辅助检查的资料进行综合分析，排除其他原因引起的痴呆，才能诊断为 AD。

　　（1）采集病史　采集病史非常重要，从病史中寻找"ABC"症状，特别是符合 AD 特征的记忆损害的表现，再通过精神检查、神经心理测评作为"客观"证据，结合"隐匿起病，持续性进展，无缓解期"的病程特点不难做出临床判断。

　　（2）影像学及生化检查　①影像学检查：包括核磁共振成像和 CT。AD 患者在 CT 中可以看到弥漫性脑萎缩，在核磁成像中可以看到双侧颞叶和海马萎缩。但是，并不是有脑萎缩就一定是 AD，因为有的正常老年人也会有脑萎缩，所以在临床上需注意区分是正常的老年性脑改变还是 AD。部分 AD 患者，特别是在早期没有明显的脑萎缩。所以，不能仅凭脑萎缩就诊断为 AD。另外，头部影像学检查可排除其他潜在的脑部疾病，如肿瘤、脑血管病、脑积水等。②脑脊液检查：在 AD 患者的脑脊液中 Aβ 浓度显著下降，tau 蛋白浓度升高。两项指标可以作为 AD 的生物标志物。

（3）遗传学检查　通过基因测序，找到致病基因突变，有助于识别家族性 AD。

ICD-10 中有关 AD 的诊断标准：①存在如上所述的痴呆。②潜隐起病，缓慢退化，通常难以确定起病的时间，但他人会突然察觉到症状的存在。③无临床依据或特殊检查的结果能提示精神障碍是由其他可引起痴呆的全身性疾病或脑的疾病所致（如甲状腺功能低下、高血钙、维生素 B 缺乏、烟酸缺乏、神经梅毒、正常压力性脑积水或硬膜下血肿）。④缺乏突然性、卒中样发作，早期无局灶性神经系统损害的体征。

2. 鉴别诊断

（1）其他神经退行性疾病　包括路易体病、帕金森病等，与 AD 类似有隐匿起病和逐渐衰退的特点，但有核心特征：①认知损害不是以记忆和学习为主，而突出表现在注意和决策能力下降，而且具有波动性。②反复出现的生动的视幻觉。③帕金森病的运动症状。

（2）血管性痴呆　包括缺血性和出血性脑血管性疾病导致的痴呆综合征。本病有脑血管病的依据，而且认知损害的起病时间与脑血管事件具有相关性。与 AD 不同，VD 起病较急，阶梯状恶化，且波动性大。

（3）老年抑郁症　老年抑郁症患者有精神运动性抑制、思维困难、行动迟缓，可表现为假性痴呆，易与 AD 相混淆。但老年抑郁的假性痴呆患者既往有心境障碍的病史，有明确的发病时间，详细精神检查可发现有抑郁情绪、症状呈晨重夜轻的节律改变、定向力完好、病前智能和人格完好、用抗抑郁药疗效好，这些均可以鉴别。

（五）治疗策略

目前尚缺乏特殊的病因治疗措施。AD 的治疗主要包括社会心理治疗和药物治疗。

1. 治疗原则

（1）尽早诊断，及时治疗，终身管理。

（2）现有的抗阿尔茨海默病药物虽不能逆转疾病，但可以延缓进展，应尽可能坚持长期治疗。

（3）针对痴呆伴发的精神行为症状，非药物干预为首选，抗痴呆治疗是基本，必要时可使用精神药物，但应定期评估疗效和副作用，避免长期使用。

（4）对照料者的健康教育、心理支持及实际帮助，可改善阿尔茨海默病患者的生活质量。

2. 治疗方法

（1）社会心理治疗　目的是尽可能保持患者的认知和社会生活功能，确保患者的安全，以减缓其精神减退。对轻中度患者，应加强心理支持与行为指导，鼓励患者参加适当活动；对重度患者，应加强生活上的照顾和护理，注意患者的饮食和营养。医师应告知家属有关疾病的知识，包括临床表现、治疗方法、疗效、预后及转归等，同时要让家属或照料者熟悉基本的护理原则。

护理原则主要包括：①对患者的提问，应给予简单明了的回答。②提供有利于患者定向和记忆的提示，如日历、标出常用物品的名称、指出卧室和厕所的方位等。③不要和患者发生争执。④对兴奋和吵闹的患者应进行劝阻。⑤鼓励患者适当活动。⑥应定期和医师联系、及时得到医师的指导。

（2）药物治疗　目前的药物治疗主要是针对症状，包括认知症状和精神行为症状。

1）认知症状的治疗：①胆碱酯酶抑制剂：对轻中度 AD 痴呆有效，用于重度 AD 痴呆仍可获益，越早用药效果越好，代表药物多奈哌齐。②谷氨酸受体拮抗剂：代表药物美金刚，适用于中重度 AD 痴呆。美金刚联合胆碱酯酶抑制剂治疗中重度 AD 痴呆有协同效应。③其他：脑蛋白水解物、奥拉西坦或吡拉西坦等作为 AD 患者的协同辅助治疗药物。

2）精神行为症状的治疗：①抗精神病药物：治疗幻觉、妄想、攻击、严重行为紊乱等精神病性症状，首选第二代抗精神病药，包括利培酮、喹硫平和奥氮平等。②抗抑郁、抗焦虑药：针对抑郁症状，首选 5-HT 再摄取抑制剂（舍曲林、西酞普兰、帕罗西汀等）。如果焦虑症状明显，除了可以选择五羟色胺再摄取抑制剂外，还可以使用苯二氮䓬类药物，包括劳拉西泮、阿普唑仑等。③心境稳定剂：用于治疗明显的激越、冲动攻击行为，常用丙戊酸钠。④安眠药：失眠的患者首先要评估睡眠环境，去除对睡眠的干扰因素，如光线、噪音、温湿度、床铺的舒适度等。若无效，考虑使用安眠药。一线药物为非苯二氮䓬类，包括唑吡坦、佐匹克隆和右佐匹克隆等。二线用药为苯二氮䓬类，包括艾司唑仑、地西泮、阿普唑仑等。

（六）痴呆的疾病管理

老年痴呆是以认知缺损为主，严重损害老年人群身心健康的功能状态，具有病程漫长、照护者负担重、功能残疾渐进性加重及缺少能够有效遏制病理改变的药物等特点。因而，对老年痴呆的综合管理显得格外重要。

1. 作为个体应积极地控制风险因素，把发病风险降到最低．

2. 基层医疗机构和健康教育机构及专业医疗机构应做好老年痴呆知识的科普宣传，通过提高公众知晓率，降低病耻感，力争早期发现、早期识别和早期干预，从而最大程度地提高治疗效果。

3. 老年痴呆症的诊疗需要神经内科、精神医学科、全科医学科等多学科的配合，神经内科主要侧重于病因学的诊断，以及认知缺损的评估和治疗，精神医学科侧重于精神行为症状的诊断、评估和治疗。

4. 加强针对老年痴呆人群的养老照护机构的建设，提高服务能力，以减轻家庭照护者的负担。家庭照护者也要学好照护技能，积极寻求社会支持，包括互助团体、培训机构、社会组织等。

5. 相关医疗机构要承担家庭和机构照护技能的培训，给照护者提供技术支持。

6. 积极的康复措施可以延缓功能减退的速度，减轻照护负担。除了做好社区康复外，还应把康复工作融入机构和家庭的日常照护中。通过上述管理措施，可以实现延缓疾病的进展、减轻照护者负担、改善痴呆老人的生活质量等目标。

知识链接

十大预警征兆

在痴呆症状出现的前 11 ～ 15 年，就会有认知障碍迹象发生。

2021 年 9 月 21 日发布的《世界阿尔茨海默病报告》给出了预警老年痴呆的十大征兆。

1. 近来出现的记忆力减退：记不住刚刚经历过的事情，比如，忘记银行密码，重复购买家里冰箱已经储存过量的食物，把壶烧干，出门忘记带钥匙，东西随手放到哪里就忘记了。

2. 近来出现对于原来熟悉的任务做起来显得费劲：如原来 1 个小时做完三口之家的饭菜，轻松自如，近来 2 个小时做顿饭也显得手忙脚乱，力不从心。

3. 近来出现的语言问题：写个购物清单提笔忘字，话到嘴边不知道如何表达，词汇贫乏，甚至词不达意。

4. 近来出现的时间和地点定向力障碍：近来对于时间没有概念，分不清现在是哪年、哪月、星期几，离家 3 站地远的地方有可能找不回来。

5. 近来出现的判断力下降：听不出别人话中的引申含义，容易上当受骗。

6. 近来出现处理事物能力下降：近来不会理财了，原来能同时处理两三件事情且不凌乱，近来很难处理一件事。

7. 近来出现把物品放错位置：由于语义记忆受损，不能将物品正确归类，近来出现把冷藏物品放到冷冻里，把冷冻食物放到衣柜里面。

8. 近来出现的精神行为异常：对以前的爱好逐渐放弃了，整天闷闷不乐一个人待在家里；原来疼爱子女的父母，近来对孩子漠不关心；近来开始因为小事而常常大发雷霆，东西找不到就怀疑周围的人给偷走了。

9. 近来出现视空间障碍：出现看不懂交通指示灯的顺序，走路看不到门框子经常把自己碰到门框子上。

10. 近来出现的畏缩工作和社交：因为自觉能力下降，怕被嫌弃，而不再愿意与人交往，变得孤独、胆小。

第十五章　失　眠

【典型病例】

患者、女性、52 岁、会计。患者近十余年表现为入睡困难，有时整夜感觉不到睡眠，症状逐渐加重，曾到各大医院神经科、精神科反复就诊，服用过多种抗抑郁药物和镇静催眠药物均无满意疗效。患者依靠每晚 3 ～ 5 片阿普唑仑才能入睡，但是睡眠质量不高，日间犯困，乏累，记忆力下降，不能胜任工作提前退休。

失眠严重指数量表（the insomnia severity index，ISI）：重度失眠。

多导睡眠监测（polysomnography，PSG）：符合失眠的临床表现（睡眠潜伏期 120 分钟，总睡眠时间 244 分钟，睡眠效率 62%，深睡眠缺失，R 期比例减少），未见呼吸暂停及周期性腿动。

诊断：慢性失眠。

一、概　述

失眠（insomnia）是指尽管有适当的睡眠机会和睡眠环境，仍然对睡眠时间和 / 或睡眠质量不满意，并且影响日间社会功能的一种主观体验，是一种常见的睡眠障碍。失眠通常会导致患者日间功能受损，从而降低个人生活质量。根据失眠持续时间的不同，分为慢性失眠和短期失眠。失眠问题至少每周出现 3 晚，并持续至少 3 个月，并且在给予充足的睡眠时间后这些问题仍然存在，就可以被认为是慢性失眠。短期失眠的持续时间少于 3 个月，频率也较低，但同样存在显著日间功能损害，需要引起临床上的关注。

失眠是最常见的睡眠障碍，根据对失眠的不同定义，失眠在普通人群中发病率为 4% ～ 48%；符合失眠症诊断的患者中，31% ～ 75% 为慢性失眠，其中 2/3 以上的患者病程大于 1 年。在人群中约有 10% 的人满足所有慢性失眠的临床症状。短暂性失眠流行率更高，人群中发病率为 30% ～ 35%。

慢性失眠在女性、患有躯体疾病、精神障碍和物质依赖的患者，以及社会经济阶层较低者中更为常见。慢性失眠可以发生在任何年龄，但是在老年人中更为常见。10% ～ 30% 的儿童在父母或照看者不在身边时或环境限制因素改变时发生失眠。患有慢性疾病或者神经发育性疾病的儿童，失眠障碍发病率更高。根据不同的失眠诊断定义，青少年的失眠发病率是 3% ～ 12%，在青春期后女孩的发病率较男孩高。

二、病因和发病机理

（一）失眠病因的"3P"模型

慢性失眠的形成是一个慢性进展的过程。1991 年，美国学者 Spielman 提出"3P 模型"理论用以解释慢性失眠的病因，由于所提出的 3 个失眠因素的英文拼写都以 P 字母开头，所以称之为失眠病因的"3P 模型"，又称为因素模型。

第 1 个"P"为易感因素（predisposing factor），即容易引起失眠的高危因素。这些因素主要包括：焦虑或忧虑倾向、完美主义、神经质和敏感、情绪压抑倾向等人格特质；或者有遗传、家族倾向等高危遗传因素。具有这些易感因素的人，相对容易失眠，但不代表他们一定会罹患失眠。

第 2 个"P"为诱发因素（precipitating factor），即导致失眠发生的生活事件。当具有第 1 个"P"即易感因素的人遇到一些生活事件时，会更容易出现失眠症状。这些重大事件就是第 2 个"P"所指的诱发因素。除了之前提过的负面事件会引起失眠外，生活中一些正面的突发事件也同样可以导致失眠的发生，如孩子的出生、搬新家、工作转变、升职加薪等。

第 3 个"P"为持续因素（perpetuating factor），即使失眠长期维持下去的因素。当第 2 个"P"即诱发因素过去后，失眠通常也跟着消失。那为什么会形成持续性失眠呢？这就是由于第 3 个"P"即持续因素造成的。持续因素主要包括不良的睡眠习惯、不良的应对方式、焦虑或抑郁的心情，以及对于失眠的不正确观念。例如，很多失眠患者都会因为睡得不好而延长待在床上的时间，或者睡午觉作补偿；过分担忧失眠所产生的不良影响，甚至是害怕睡觉。这些不恰当的行为习惯和观念都是引致长期失眠的罪魁祸首。

（二）24 小时过度觉醒与失眠的关系

部分失眠患者存在过度觉醒现象，这种过度觉醒在白天和夜间都存在，因此，有学者称之为 24 小时过度觉醒。失眠患者的 24 小时过度觉醒存在于生理（躯体）、大脑皮层和认知 3 个不同层面。

1. 生理（躯体）性过度觉醒　主观症状方面，指失眠症伴发的心慌、多汗、紧张、焦虑等症状；客观指标方面，指交感神经过度兴奋、单胺类物质水平增高、皮质醇分泌增多、体温升高、代谢率增高、夜间褪黑素分泌减少等。

2. 大脑皮层过度觉醒　β 脑电波反映大脑处理感觉信息的过程，既往研究发现失眠患者夜间 β 波增多，提示失眠患者皮层活动存在过度觉醒。

3. 认知过度觉醒　由于慢性失眠的经历，睡眠患者产生对失眠的焦虑、紧张情绪，另外对于依靠酒精帮助入睡的患者来说，可能产生酒精依赖。

目前，过度觉醒到底是失眠的原因还是后果，抑或是互为因果仍存在争议。但无论怎样，目前可靠的证据显示，失眠与过度觉醒关系密切。

三、临床表现和评估

（一）临床表现

1. 慢性失眠　慢性失眠患者最常见的临床表现是睡眠起始难（入睡难）、睡眠维持难（即夜间易醒并且难以再入睡）抑或兼而有之。临床上以混合型失眠患者最常见，单纯的睡眠起始难最少。失眠与年龄相关，总体上，青年人更易发生睡眠起始困难，而中老年人发生睡眠维持困难者的比例较高。

慢性失眠患者普遍存在日间症状，但程度轻重不一，患者常常会抱怨疲劳、头晕、注意力和警觉性下降、易激惹或情绪低落；严重的失眠可导致各种差错或者事故的发生。因为工作中效率降低，常常犯错或表现欠佳，患者的焦虑情绪会加重，如此可造成恶性循环。慢性失眠患者也会出现其他躯体症状，如头痛、颈部僵硬触痛、胃肠功能紊乱等。严重的失眠患者伴有精神障碍的比率显著升高，其中最常见的是抑郁，占失眠人群的 15%；反之，60% ～ 90% 的成年抑郁症患者有失眠的主诉。所以，临床医师应关注失眠患者的精神状态。

2. 短期失眠　短期失眠的基本特征是突然起病的睡眠起始困难和维持困难，可以呈单独的睡眠起始或睡眠维持障碍，但更常见的是两种情况混合存在，亦可见两种情况交替出现。与慢性失眠类似，短期失眠患者也存在日间症状：表现出疲劳、注意力损害、记忆减退、易激惹和对失眠障碍的苦恼，往往引起患者家庭、社交、职业、学习或其他重要方面的功能损害。

短期失眠通常有具体的应激事件作为诱因，如人际关系改变或破坏、职业性应激、丧亲、患病、时差、更换居所、睡眠模式或作息时间改变等事件。与慢性失眠一样，短期失眠更常见于女性和老年人，伴有焦虑或抑郁症状的个体也更容易罹患短期失眠。

（二）临床评估

1. 睡眠日记　睡眠日记是一种主观睡眠的"客观"评估方法。以 24 小时为单元，从当日早 8:00 至第二日早 8:00，记录每小时的活动和睡眠情况，连续记录 2 周，可评估患者睡眠质量和睡眠 – 觉醒节律。

2. 量表评估　常用的量表包括失眠严重程度指数量表（ISI）、匹兹堡睡眠质量指数量表（PSQI）、清晨型与夜晚型睡眠量表（MEQ）嗜睡量表（ESS）等。

3. 多导睡眠图（PSG）　对于慢性失眠的诊断，主要依赖患者的主观报告，PSG 并不作为失眠的常规检查手段，但是可以用于排除或鉴别表面上满足慢性失眠障碍诊断患者潜在的其他睡眠障碍（如睡眠呼吸障碍）。失眠患儿当有照看者陪伴和合适的限制环境情况下，PSG 检查结果是基本正常的。在没有和其他睡眠障碍共病的情况下，与年龄配对的正常睡眠者相比，慢性失眠患者的 PSG 结果可能表现为睡眠潜伏期延长、睡眠效率下降、客观睡眠时间缩短、频繁的睡眠转期、非快速眼动睡眠（non-rapid eye movement sleep，NREM）1 期比例增加和慢波睡眠比例下降等。

4. 体动记录仪检查　体动记录仪检查是评估睡眠 – 觉醒节律、确定睡眠形式的有效方法。体动记录检查可通过数值和图表的形式反映醒 – 睡模式，估算睡眠潜伏时间、总睡眠时间、清醒次数、睡眠效率等。

四、诊断与鉴别诊断

（一）诊断标准

1. 慢性失眠　在《睡眠障碍国际分类（ICSD）》（第 3 版）中慢性失眠症诊断标准如下，且标准 1 ～ 6 都必须满足。

（1）患者报告或患者父母、照顾者观察到患者存在下列 1 条或以上：①入睡困难。②睡眠维持困难。③比期望的起床时间醒来早。④在适当的时间点不肯上床睡觉。⑤没有父母或照顾者干预难以入睡。

（2）患者报告或患者父母、照顾者观察到患者存在下列与夜间睡眠困难相关的 1 条或以上：①疲劳或萎靡不振。②注意力、专注力或记忆力下降。③社交、家庭、职业或学业等功能损害。④情绪不稳或易激惹。⑤日间瞌睡。⑥行为问题（如活动过度、冲动或攻击性）。⑦动力、精力或工作主动性下降。⑧易犯错或易出事故。⑨对自己的睡眠质量非常关切或不满意。

（3）以上睡眠 / 觉醒主诉不能完全由不合适的睡眠机会（如充足的睡眠时间）或环境（如黑暗、安静、安全、舒适的环境）解释。

（4）这些睡眠困难和相关日间症状至少每周出现 3 次。

（5）这些睡眠困难和相关日间症状持续至少 3 个月。

（6）这些睡眠困难和相关日间症状不能被其他的睡眠障碍更好地解释。

2. 短期失眠　短期失眠症的诊断标准与慢性失眠症类似，但病程少于 3 个月，且没有频率的要求。

（二）鉴别诊断

失眠可以作为独立疾病存在（失眠障碍），也可以与其他疾病共同存在（共病性失眠障碍）或是其他疾病的症状之一。其他睡眠障碍也可能出现失眠的表现，包括昼夜节律睡眠 – 觉醒障碍、不宁腿综合征、周期性肢体运动障碍及阻塞性呼吸睡眠暂停等。失眠主要需要与以下疾病相鉴别。

1. 短睡眠者　大多数成年人每晚需要 7 小时或更多的睡眠，但有一部分短睡眠者在每晚少于 6 小时睡眠的情况下仍能在日间感到精神恢复并保持觉醒。短睡眠者与失眠的区别之处是，前者没有入睡困难和睡眠维持困难，整体的睡眠质量是很好的。

2. 躯体疾病所致失眠　包括神经系统疾病、内分泌疾病、心血管疾病、呼吸系统疾病、消化系统疾病、泌尿生殖系统疾病、肌肉骨骼系统疾病等所致的失眠症状。

3. 精神活性物质或药物所致的失眠　抗抑郁药物、中枢兴奋性药物、心血管药物、麻醉性镇痛药、平喘药等，以及酒精和烟草等物质均可诱发失眠。

4. 睡眠时相延迟综合征　表现为入睡困难的慢性失眠，需与睡眠时相延迟综合征鉴别。这类患者当选择和内源性生物节律不协调的过早就寝时间和起床时间时，睡眠起始障碍会持续存在，总睡眠时间会缩短。但是，患者在延迟就寝时间和起床时间以达到与内源性生物节律一致时（晚睡—晚起），他们的入睡困难程度明显减轻，睡眠总量能达到正常水平。给予患者 1 ～ 2 周的睡眠日志记录和体动记录仪检测，可有效鉴别。

5. 不宁腿综合征　不宁腿综合征患者存在移动下肢的内在冲动，而移动可至少部分缓解不安感，伴有异常的腿部感觉，常发生于夜间安静休息时。鉴于不宁腿综合征可导致入睡困难，临床中应加以排除或直接治疗。

6. 阻塞性睡眠呼吸暂停低通气综合征　阻塞性呼吸睡眠暂停可表现为失眠，女性较男性更常见。若患者存在打鼾、夜间频繁醒来及他人可观察到的呼吸暂停，临床应加以讨论，必要时可开展多导睡眠图检查。

7. 精神障碍　失眠与抑郁、焦虑情绪密切相关，超过一半的抑郁和 / 或焦虑障碍的患者存在失眠。抑郁症患者可出现情绪低落、兴趣减退、精神运动性迟滞等核心症状；焦虑症患者除了有典型的焦虑、恐惧、担心，常伴有心慌、呼吸加快等自主神经症状。此外，其他的精神障碍也是失眠常见的原因。

五、治疗策略

（一）治疗原则

失眠障碍的治疗原则包括：①增加有效睡眠时间和（或）改善睡眠质量。②改善失眠相关性日间功能损害。③减少或消除短期失眠障碍向慢性失眠障碍转化风险。④减少与失眠相关的躯体疾病或与精神障碍的共病风险。

（二）治疗方法

失眠的治疗主要包括心理行为治疗和药物治疗。失眠的认知行为治疗（cognitive behavioral therapy for insomnia，CBT-I）是首选治疗失眠的方法，对于单纯使用 CBT-I 无效的慢性失眠患者，再由医师及患者共同商讨是否采用药物治疗。

在 CBT-I 的基础上，酌情给予镇静催眠药物，个体化、按需、间断、足量给药，连续给药一般不超过 4 周，如需继续给药，需每个月定期评估。

1. 心理治疗

（1）CBT-I　CBT-I 主要是针对纠正失眠的维持因素中的不良行为和信念，是失眠障碍的一线治疗方案，主要包括睡眠限制、刺激控制、认知治疗、放松训练治疗和睡眠卫生 5 个部分。CBT-I 治疗一般以 6 ～ 8 周为 1 个周期，疗效可延续 6 ～ 12 个月。研究显示，对于慢性失眠患者，CBT-I 与药物疗法的短期疗效相当，但从长期来看，CBT-I 疗效优于药物治疗。

睡眠卫生教育：①你只需要睡到第 2 天恢复精力即可。②每天同一时刻起床，1 周 7 天全是如此。③规律锻炼。④确保舒适的就寝环境，不受声光干扰。⑤确保你的卧室夜间温度适宜，睡眠环境过冷或过热都会影响睡眠。⑥规律进餐，不要空腹上床。⑦夜间避免过度喝饮料，以免夜间尿频影响睡眠。⑧如果睡眠不好就应减少所有咖啡类产品摄入。⑨避免饮酒，尤其在夜晚。⑩吸烟可能影响睡眠。⑪ 别把问题带到床上。⑫ 不要试图入睡。⑬ 把闹钟放到床下或转移它，不要看到它。⑭ 避免白天打盹儿。

刺激控制疗法：限制了清醒时躺在床上的时间和待在卧室或床上的行为，为了加强就寝时间与快速而稳定的睡眠之间的联系。要点：①不困不上床，困了再上床。②除了睡觉不在床上做任何其他的事（性生活除外）。③如果感觉越躺越清醒，或者很烦躁，立即离床，最好离开卧室，困了再上床。④如果回到床上又睡不着，就再起床，重复上述动作。⑤不管晚上睡没睡，睡多久，睡怎样，第二天都在固定时间起床，包括周末和节假日。⑥白天不小睡。

睡眠限制疗法：利用暂时睡眠剥夺以快速提高睡眠压力，从而达到缩短入睡时间、提升睡眠深度、重新经历嗜睡感受、减少睡前担忧及认知活动、降低睡前焦虑及焦虑感与睡眠情境的联系等。调整睡眠习惯，通过减少床上时间来提高睡眠效率（实际睡眠时间／床上时间）。在没有睡意时一直躺在床上，对接下来的睡眠可能造成一定的负面作用。限制卧床时间，则会增加睡眠驱动力，有望改善睡眠情况。值得注意的是，今后应嘱患者严格执行上床及起床时间，养成良好的睡眠规律。睡眠效率低的人，躺在床上越久，反而越容易胡思乱想。

（2）其他心理治疗方式　失眠的其他心理治疗方式主要有身心介入疗法、正念冥想等，但是对这一类干预的研究总体上质量不高。

2. 药物治疗

（1）苯二氮䓬类药物　苯二氮䓬类药物主要通过非选择性与 γ-氨基丁酸-苯二氮䓬类受体结合而发挥作用，主要包括奥沙西泮、阿普唑仑、艾司唑仑、劳拉西泮、地西泮等。苯二氮䓬类药物可缩短入睡潜伏期、提高睡眠效率，但会改变睡眠结构，主要表现为慢波睡眠和 REM 期睡眠比例下降。长期或高剂量服用可能会产生戒断现象、反跳性失眠、耐受、依赖等不良反应。

（2）非苯二氮䓬类药物　新型非苯二氮䓬类药物主要通过选择性与 γ-氨基丁酸-苯二氮䓬类受体复合物特异性结合发挥改善睡眠作用，主要药物包括唑吡坦、佐匹克隆、右佐匹克隆及扎来普隆，具有镇静作用的抗抑郁药如曲唑酮、米氮平、多塞平、阿米替林等，以及第二代抗精神病药如喹硫平（12.5～25 mg）、奥氮平（2.5～10 mg），主要通过抗组胺作用发挥镇静作用治疗失眠，但一般不作为首选治疗。阿戈美拉汀作用于褪黑素受体，也常用于失眠的治疗。

（3）物理治疗　主要包括光照治疗、重复经颅磁刺激治疗、经颅直流电刺激治疗、生物反馈疗法等。

（4）中医治疗　中医治疗失眠具有悠久的历史，既有药物治疗，也有非药物治疗。失眠在中医学中常称为"不寐症"，在辨证施治的基础上，采用个体化综合治疗，常见治疗方法包括中药、针灸、按摩、健体操等。

六、疾病管理

失眠的疾病管理，包括去除维持因素，防止慢性化；避免促发因素，预防复发。一般需要专科医师的指导，更重要的是，让患者了解和掌握自我评估和应对失眠障碍的方法，坚持失眠的认知行为治疗，与康复团体密切配合。不同学科间也应该做到医疗信息共享，以便为失眠患者提供连续化的服务。

第十六章 抗精神病药物不良反应及处理

抗精神病药物主要通过作用于神经递质系统与受体系统而发挥治疗作用。药物不仅作用于脑－中枢神经递质与受体系统，还作用于外周神经递质与受体系统，因而可能会出现各种与治疗无关的副作用。第一代（典型）和第二代（非典型）抗精神病药物由于在药物作用受体上的差异，其表现出的不良反应亦有所不同。第一代抗精神病药物，如氯丙嗪、氟哌啶醇、奋乃静等引起锥体外系不良反应最常见，而第二代抗精神病药物，如氯氮平、奥氮平、利培酮、喹硫平、齐拉西酮等引起锥体外系不良反应则较少，但是易引起体重增加及糖脂代谢异常等代谢综合征的不良反应。药物的不良反应明显影响服药患者的安全性、耐受性、治疗依从性及治疗效果，少数罕见不良反应如不及时处理甚至可能危及生命。因此，不良反应的识别、处理与防治就显得非常重要。

一、常见不良反应及处理

（一）神经系统不良反应

1. 锥体外系不良反应（extrapyramidal symptoms，EPS） EPS 是抗精神病药物常见的不良反应，发生率为 50%～70%。发生机理：与药物阻断黑子－纹状体多巴胺（DA）通路 D2 受体有关，也与药物品种、剂量、疗程、年龄（高龄发生率高）、个体因素有关。该不良反应在第一代抗精神病药物（氯丙嗪、氟哌啶醇、奋乃静）中常见，其中氟哌啶醇发生率可达 80%，迟发性运动障碍的发生率也较其他抗精神病药物高。而第一代中其他抗精神病药物与第二代抗精神病药物（氯氮平、奥氮平、喹硫平、齐拉西酮和阿立哌唑）EPS 比较少见。利培酮和帕利哌酮高剂量时或个体敏感者也可出现 EPS。注意：EPS 可发生于抗精神病药物治疗的任何时期。

EPS 可分为急性反应和慢性反应。①急性反应：发生时间在用药后数小时至数周或药物加量时，包括急性肌张力障碍、静坐不能和药源性帕金森综合征。②慢性反应：发生于用药后数月或数年之后，如迟发性运动障碍（TD）、迟发性肌张力障碍、迟发性静坐不能、慢性帕金森综合征。

（1）急性肌张力障碍（acute dystonia） 是抗精神病药物治疗中早期最常见的 EPS 症状，发生率为 2%～21%，表现为个别肌群突发的持续痉挛和异常姿势。面部肌肉痉挛，可呈现挤眉弄眼，似做鬼脸；眼外肌痉挛可出现动眼危象（眼球上翻凝视）；舌和口腔肌肉的不随意性痉挛，导致说话和吞咽困难；颈部肌肉受累时，可出现痉挛性斜颈，由于颈部肌肉不自主收缩，使头向一侧扭转，颈部前倾或后仰而表现出多种姿势；

波及躯干和四肢肌肉时，引起扭转痉挛，表现全身扭转，脊柱前凸、后凸、侧弯，骨盆倾斜，角弓反张，呈现奇异姿势及步态，导致行走困难。患者因症状痛苦而常伴有焦虑、烦躁、恐惧情绪，并可有瞳孔散大、出汗等自主神经症状，症状持续时间从几秒到几小时，多反复出现，常见于精神科急诊中，注意与癔症、癫痫、脑膜炎、低血钙鉴别。以上症状常在治疗一周内或第一次用药后发生，以男性、儿童和青少年多见。

处理：抗胆碱能药是治疗锥体外系反应最有效的药物。急性肌张力障碍，通常用东莨菪碱0.3mg，或苯扎托品2mg肌内注射，立即见效，症状可以迅速消失。肌内注射药物后未缓解的，可在30分钟后重复使用，以后可予口服抗胆碱能药物如盐酸苯海索（苯海索）片2～4mg，每日2～3次。对药源性帕金森综合征、静坐不能，常口服抗胆碱能药如苯海索2～4mg，或苯扎托品1～2mg，每日2～3次。抗精神病药物小剂量起始，缓慢加量，必要时减量或换药。

（2）药源性帕金森综合征（parkinsonism syndrome）　发生率为13%～40%，多发生在用药治疗后4～6周或较大剂量时，女性多于男性，老年患者常见。　临床表现：①震颤，最先出现于肢体的远端，以上肢多见，呈静止性震颤，双手有规则有节律抖动，频率较慢，幅度较大，有时也可表现在嘴唇、下颌或下肢。②肌张力增高，出现肌肉僵直，呈面具脸、前冲小步步态或拖行步态。严重者可出现吞咽困难、口齿不清、构音困难、全身肌强直。③运动不能，自发活动减少，姿势少变，行走时上肢的摆动减少。④自主神经功能紊乱，流涎、多汗及皮脂溢出等。

处理：服用抗胆碱能药如苯海索或东莨菪碱（剂量与用法见"急性肌张力障碍"之"处理"），抗精神病药使用应小剂量起始，缓慢加药或使用最低有效剂量。注意：不应为了防止抗精神病药物急性肌张力障碍、药源性帕金森综合征的出现而预防性使用抗胆碱能药物。

（3）静坐不能（akathisia）　主要表现为主观体验想静坐和客观上不停的运动状态。轻症者主要是主观感受，如心神不宁、感到不安、腿有不安宁感觉、不能静坐，症状明显时出现坐起躺下、来回走动、焦虑、易激惹、烦躁不安、恐惧等。少数严重者激越、有冲动性自杀企图。本症状需要注意与精神症状加剧鉴别，多发生于用药早期或剂量较大时，女性多于男性。在抗精神病药治疗的患者中，50%以上有程度不等的静坐不能，其中以氟哌啶醇发生率最高，一周内有75%发生。迟发性静坐不能于治疗数月或数年后首次发生，常与迟发性运动障碍重叠。

处理：β-肾上腺素能阻断剂如普萘洛尔能明显减轻静坐不能症状，常用剂量10mg，每日3次。苯二氮䓬类药如地西泮、劳拉西泮、氯硝西泮等可改善因EPS所致焦虑症状，对部分静坐不能症状有效。有些患者对EPS特别敏感（尤其静坐不能），最好减药或换用非典型抗精神病药。

（4）迟发性运动障碍（tardive dyskinesia，TD）　锥体外系慢性反应中最常见的是TD。TD多在使用抗精神病药物数月或数年后发生，表现为异常不自主运动的综合征。TD的发生率报道不一，一般在治疗前5年发生率较高，第一代抗精神病药物的平均发生率为24%～30%，服用抗精神病药物的精神分裂症患者有约0.5%伴发TD。普遍认为，年龄越大，发生率越高；女性高于男性；患有躯体疾病者、脑器质性损害、合并应用抗胆碱能药等为高危因素。本症状表现以口、唇、舌、面部不自主运动最为突出，称为"口–舌–颊三联征（BLM 综合征）"，有时伴有肢体和躯干舞蹈样运动。临床表现为吸吮、舐舌、鼓腮、歪颈、躯干或四肢舞蹈样或指划样动作等。严重者有讲话构音不清，进食困难，可在服药、减药或停药时出现，严重程度以轻、中度居多，重度较少。上述症状在激动情况下加重，睡眠时可暂时消失。

处理：有些 TD 是不可逆的，即使在停药后仍存在。一般认为，TD 一旦发生，往往难以恢复。目前缺乏有效治疗 TD 的药物，关键在于预防，强调早期发现，立即停药。治疗原则：首先换用一种引发 TD 可能性小的第二代抗精神病药物，如氯氮平几乎不引起 TD，有研究报道，患者换用氯氮平后 TD 的症状明显改善。停用抗胆碱能药物，用异丙嗪或苯二氮䓬类药物稳定患者的情绪，可减轻 TD 的症状。必要时还可合用其他药物如氘丁苯那嗪片；其次如仍无效可尝试合用维生素 E 和 B_6、多奈哌齐、褪黑素及支链氨基酸。有个案报道电抽搐和深部脑刺激有一定效果。

2. 诱发癫痫发作　所有抗精神病药物均有诱发癫痫发作的可能。在接受抗精神病药物治疗的患者中，有 0.5% ～ 0.9% 患者出现癫痫发作。在第一代抗精神病药物中以氯丙嗪的风险最高，而氟哌啶醇的风险最小。在第二代抗精神病药物中，以氯氮平诱发癫痫较为多见，氯氮平可以引起脑电图改变，引发剂量相关性癫痫发作。研究显示，氯氮平剂量高于 600mg/d，癫痫危险明显增高。癫痫发作与药物剂量偏大、加药过快及个体易感性有关，有癫痫发作史或脑外伤史者，危险性更高。

处理：治疗前需详细了解有无癫痫发作史或脑外伤史，做详细的体格检查和神经系统检查，必要的脑电图检查。慎重用药，尽量选择诱发癫痫发作可能性小的药物。若治疗中出现癫痫发作可合并应用抗癫痫药物，由于部分抗癫痫药物（如卡马西平、苯妥英钠）为肝药酶（CYP450）诱导剂，要注意药物与肝药酶的相互影响，并根据药物代谢的相互作用适当调整药物剂量。

下面是氯氮平治疗中有助于降低癫痫发作的几条建议：①监测氯氮平血浆浓度。②剂量增加到 600mg/d 前查脑电图。③使用曾诱发癫痫发作的剂量时，合并抗惊厥药物。④如果出现癫痫发作，降低药物剂量。⑤咨询神经科医师或寻找氯氮平以外的病因，以及避免与降低癫痫发作阈值的药物合用。⑥合并使用抗癫痫药物的患者需调整精神药物剂量，避免药物相互作用。

注意：要避免氯氮平和卡马西平合并使用，如果接受卡马西平治疗的患者需要合用氯氮平，最好将卡马西平换成另一种抗惊厥药，以防粒细胞缺乏症发生。

（二）精神方面不良反应

1. 过度镇静　过度镇静是抗精神病药物治疗早期最常见的不良反应，表现困倦、嗜睡、乏力、头晕、迟钝、注意力不易唤起、思维和行为迟缓、主动性降低、对周围环境缺乏关注、易摔倒等，严重影响患者的生活质量和工作效率，发生率超过 10%。过度镇静与药物种类（如氯丙嗪、氯氮平和硫利达嗪等多见，奥氮平、喹硫平和齐拉西酮治疗患者也可出现）和剂量有关，也与个体反应有关。

处理：过度镇静多见于抗精神病药物治疗开始或增加剂量时，部分轻者可不必处理，治疗几天或几周后常可耐受，症状减轻或消失，或者将每日剂量的大部分放在睡前服用，可以避免或减轻白天的过度镇静。严重者应该减量或换药。嘱患者服药期间注意安全，防止跌倒、摔伤，并告诫患者勿驾车、操纵机器、从事高空或水上作业。

2. 抑郁状态　临床表现情绪低落、兴趣和愉快感降低、缺乏自信、悲观、乏力等。伴有 EPS 的患者常有焦虑、烦躁、不安、易激惹，并有自杀观念。典型抗精神病药物以氯丙嗪、氟哌啶醇、奋乃静、三氟拉嗪常见。长效药物以氟奋乃静癸酸酯多见，多与药物剂量有关。

处理：应注意早期识别，及时诊断，尽快处理，严防自杀。予以减药、停药等对症处理，必要时加用抗抑郁药物，并进行心理疏导。

3. 精神运动性兴奋　常见于吩噻嗪类和丁酰苯类抗精神病药物治疗的初期，少数患者出现失眠、兴奋、躁动、激动、不安、敌意、冲动和攻击行为等，可能是对药物过分敏感或不适应，或原有精神症状的加剧。

处理：需仔细甄别是药物不良反应还是原有精神症状加剧，要单一用药，缓慢调整药物剂量，不宜过快，必要时停药或换药。

4. 意识障碍或中枢抗胆碱能综合征

临床表现：定向力障碍、错觉、幻觉、言语散漫、刻板动作或冲动行为，呈意识模糊、谵妄状态、错乱状态等，可伴有脉速、出汗、震颤、构音不清、扩瞳等症状。如无发热、躯体疾病或癫痫发作，应想到此症的可能。

此不良反应多见于：①应用具有抗胆碱能作用强的抗精神病药物，典型药物以氯丙嗪、硫利达嗪等，以及非典型药物如氯氮平、奥氮平等多见。②服药早期、药量剧增或骤停、更换药物时。③联合用多种抗精神病药物或合并三环类抗抑郁药、抗胆碱能药。④高龄、器质性脑病、酒或药物依赖、严重躯体疾病的患者。

处理：①尽量单一用药，避免多药联合使用、药物剧增或骤停。②对高龄、器质性脑病、酒或药物依赖、严重躯体疾病的患者，要慎用具有抗胆碱能作用强的抗精神病药物。③如出现意识障碍应立即减药或停药，对症处理。④如为中枢性抗胆碱能作用所致，毒扁豆碱可逆转。⑤临床用药须注意避免抗胆碱能作用强的药物联合使用。

（三）流涎

流涎是氯氮平治疗最常见的一种不良反应，发生率大约为 64.3%。研究发现，氯氮平并不增加唾液分泌量而是在睡眠的时候吞咽减少，导致流涎在睡眠时最明显，患者常主诉早晨枕头被浸湿。尽管抗胆碱能药物可以治疗这一不良反应，但是因其不良反应较多，故一般不主张使用。

处理：建议患者在睡眠时行侧卧位，以便于口涎流出，防止吸入气管。有建议用外周抗肾上腺素能药物如可乐定（0.1mg 或 0.2mg 贴剂每周 1 次）可以拮抗氯氮平对唾液腺的毒蕈碱样胆碱能效应。

（四）内分泌系统紊乱

抗精神病药物可以引起内分泌系统紊乱，出现泌乳素水平升高、月经紊乱、性激素水平异常及性功能异常，而高泌乳素血症可加重上述症状，并可出现无排卵和溢乳、男性乳房增生等改变。以利培酮、帕利哌酮、舒必利多见，其次是鲁拉西酮、奥氮平（呈剂量依赖性）和齐拉西酮，而氯氮平、阿立哌唑、喹硫平对血浆泌乳素水平无明显影响。研究报道，小剂量阿立哌唑有降低高泌乳素血症的作用。典型抗精神病药物如氟哌啶醇、奋乃静等此不良反应也较常见。该不良反应发生的机理：与药物拮抗下丘脑－垂体结节漏斗区多巴胺能 D_2 受体有关。

处理：目前尚无有效治疗方法：①可以减低药量或换用另一种影响小的药物；②可采用中医中药（如乌鸡白凤丸）、人工周期等方法治疗闭经。③药物治疗，有研究使用二甲双胍治疗抗精神病药物引起的闭经，在服用 1000mg/d 二甲双胍 3 个月后，约 67% 的患者月经恢复。

（五）体温调节紊乱（下丘脑体温调节的影响）

体温调节紊乱多见于氯氮平治疗者，体温升高的发生率约为 28%，氯氮平治疗开始 3 周，体温增高一般不会超过 1℃或 2℃，多为良性发热，持续治疗最多 10 天左右可恢复正常，没有临床意义。但是，少数也可见到体温超过 38.5℃，需要做血常规监测，同时要鉴别是药源性发热，还是并发感染，或是继发于粒细胞缺乏症的感染。若出现脱水、高热、休克、严重木僵等，或可能是恶性综合征的症状。

处理：对曾出现过体温升高，经停药、检查无异常的患者可以继续用药，但加量要缓慢，需密切观察病情变化。如果仍然高热不降，需停止氯氮平治疗，做进一步检查处理。

（六）抗胆碱能作用引发的症状

抗胆碱能症状，以典型抗精神病药物如氯丙嗪、硫利达嗪等，以及非典型抗精神病药物如氯氮平、奥氮平等多见。发生机理：与拮抗胆碱能（M_1）受体有关。

抗胆碱能作用分为外周抗胆碱能作用和中枢抗胆碱能作用。

1. 外周抗胆碱能作用　表现口干、视物模糊、便秘和尿潴留等。虽然利培酮和喹硫平没有明显抗胆碱能作用，但是临床上仍可见到一些患者有便秘和口干的发生。

处理：一般是对症处理，如用肠道软化剂、通便药、补充富含纤维的食物或增加体液摄入等以治疗便秘。对尿潴留可予导尿。对男性前列腺肥大的患者慎用或禁用具有抗胆碱能的抗精神病药，对重症肌无力及青光眼患者禁用具有抗胆碱能作用的抗精神病药。

2. 中枢抗胆碱能作用　详见本节相关内容。

（七）体重增加及糖脂代谢异常

抗精神病药物引起的体重增加和糖脂代谢异常等代谢综合征的症状，是第二代抗精神病药物常见的不良反应，也是目前临床需要重视的问题，它严重影响患者服药的依从性、社会适应能力、参加康复训练的能力和对自我形象的感觉，也增加了患心血管疾病和糖尿病的发病率和死亡率。

1. 代谢综合征的定义及诊断标准　代谢综合征包括糖代谢异常（血糖升高）、脂代谢异常（血脂异常）、血压升高、腹型肥胖。

目前的诊断标准：①体重指数 ≥ 25kg/m²。②空腹甘油三酯 ≥ 1.7mmol/L。③高密度脂蛋白胆固醇（HDL-C）：男 < 0.9 mmol/L；女 < 1.0mmol/L。④血压：收缩压/舒张压 ≥ 140/90mmHg 和（或）已诊断为高血压并治疗者。⑤空腹血糖 ≥ 6.1mmol/L 和（或）餐后 2 小时血糖 ≥ 7.8mmol/L 和（或）已诊断为糖尿病。符合以上 3 项或 3 项以上者可考虑代谢综合征的诊断。

2. 抗精神病药物治疗与代谢综合征　第一代和第二代抗精神病药都可能导致体重增加。研究显示，第二代抗精神病药物中氯氮平和奥氮平引起体重明显增加、2 型糖尿病和脂代谢异常的风险最高；利培酮、喹硫平、氨磺必利和佐太平可引起中度的体重增加，对糖脂代谢的影响较小；阿立哌唑、齐拉西酮对体重和代谢的影响最小。因此，对年龄 40 岁以上、有高血糖、高血脂、肥胖的患者及一级亲属有糖尿病者为代谢综合征的高危人群，选择用药应慎重。

处理：①预防为主：早期识别高危人群；告知患者及家属此种不良反应的风险；详细了解患者及其亲属有无肥胖史、糖尿病史，收集患者糖脂代谢指标数据，合理选用抗精神病药物，如患者偏胖或已有代谢方面的问题，应尽量不选用对代谢影响较大的药物。②帮助患者制定预防此不良反应的计划，如合理饮食、实施运动锻炼计划等。③监测体重、腰围、血糖、血脂等指标，如治疗第 8 周体重即增加约 1kg，为快速体重增加，应予以注意。④注意有无高血糖的临床症状，如口渴、多尿、乏力等。注意有无酮症酸中毒的发生。⑤如考虑代谢综合征的可能，建议内分泌科会诊，共商治疗方案。⑥对体重增加大于基础体重 7% 时，要建议患者调整饮食结构及生活方式，增加锻炼；而当体重增加大于 10% 时建议考虑调整现有的治疗方案，为了预防体重进一步增加，鼓励减肥，必要时换药。⑦研究显示，每日二甲双胍 600 ～ 1000mg 分两次口服，在一定程度上能减轻抗精神病药物引起的体重增加和改善胰岛素抵抗。

（八）心血管系统不良反应

几乎所有的抗精神病药物都可能引起心血管系统方面的不良反应，临床表现为直立性低血压、心动过速、心动过缓和心电图改变（可逆性非特异性 ST-T 波改变，T 波平坦或倒置和 QT 间期延长、传导阻滞）等。

1. 直立性低血压　临床表现为服药后突然改变体位（起床过快、蹲位直立）时，出现头晕、眼花、心率加快、面色苍白、血压下降，可引起晕厥、摔伤和休克等。

　　此不良反应多发生在抗精神病药物治疗初期，以年老体弱、基础血压偏低者多见，与药物种类（喹硫平、氯氮平、利培酮、帕利哌酮、氟哌利多醇和氯丙嗪较多见，其次是阿立哌唑，而奥氮平和齐拉西酮少见）、剂量（增加剂量过快或剂量偏大）、给药途径（肌内注射，尤其是静脉注射最容易发生）有关，发生率约 4%。发生机制与 α_1 肾上腺素能受体拮抗有关。

　　处理：轻者置患者平卧，头低足高位，监测血压。重者可用 α_1 肾上腺素能受体激动剂间羟胺（间羟胺）10～20mg 肌内注射。禁用肾上腺素。必要时静脉注射葡萄糖，有助于血压恢复。抗精神病药物宜从低剂量起始，缓慢加量，嘱咐患者不要猛然改变体位，体位改变时速度要慢。必要时减量或换药。

　　2. 心电图改变

　　（1）窦性心动过速　　心率＞100 次 / 分，多无症状，不必处理。如心率超过 120 次 / 分，或有心悸、胸闷症状，可每次用 β 受体阻滞剂普萘洛尔 5～10mg，3 次 / 日，口服。

　　（2）心电图异常　　如 T 波改变（增宽、低平、倒置、切迹）、ST 段下移、QT 间期延长、传导阻滞及心律失常。心电图异常最早可在服药 1 周内出现，大部分为无症状的、良性的，通过对症处理、减药或停药后，大多数患者可以恢复。

　　处理：①对高龄或原有心血管病患者应慎用抗精神病药，尽量选用对心血管影响小的药物，小剂量起始，缓慢加药。②定期监测心电图。③单一用药，尽量避免多药联用。④如出现心律失常、传导阻滞或有心悸、胸闷等主诉，应减药、停药或换药，并密切观察。⑤心率为 60～100 次 / 分，QT 间期在正常范围（320～440ms），治疗中进行电解质和心电图监护，可降低风险。如果 QT 间期超过 500ms（QT 间期延长），建议停止治疗。

　　（九）肝脏不良反应

　　有关抗精神病药物肝脏方面的副作用，临床常见的是无黄疸性肝功能异常，常为一过性的谷丙转氨酶升高，大多可以自行恢复。氯丙嗪及氯氮平常见，舒必利、利培酮、奥氮平、喹硫平、齐拉西酮、氟哌啶醇、奋乃静也有一过性转氨酶升高的报道。早年有报道应用氯丙嗪引起胆汁淤积性黄疸，但因目前临床较少应用氯丙嗪，故在肝脏方面的副作用报道较少。

　　处理：轻度转氨酶升高可不予处理，观察治疗，若转氨酶进一步升高，可合并保肝药物、降低转氨酶药物治疗并定期复查肝功能。必要时减量或换药。

　　（十）其他不良反应

　　1. 在接受抗精神病药物治疗的患者中，有少数可出现皮疹，如斑丘疹或多形性红斑等。

　　可用抗过敏药物氯苯那敏等进行对症处理，密切观察病情变化。如出现皮疹同时发热，应警惕剥脱性皮炎的发生，立即停药，对症治疗。

2.有孕期服用氟哌啶醇、氯丙嗪致胎儿畸形，哺乳期使用造成新生儿血小板聚集、新生儿高血糖症、病理性黄疸、婴儿过度镇静等的报道。其他抗精神病药物的安全性尚不肯定，建议孕妇及哺乳妇女慎用抗精神病药物。

3.低钾型周期性瘫痪，少见，大多在睡眠或睡醒时发病，醒时出现两下肢或四肢软瘫、麻木、酸痛、无力，走路不稳，握物困难，排尿困难，严重者可有呼吸肌麻痹，出现呼吸困难等。神经系统检查可见腱反射减弱，血 K^+ 低于正常值，心电图显示低钾。发现后口服或静滴氯化钾，几天内恢复，若处理不及时影响呼吸肌时会导致死亡。

常用第一、第二代抗精神病药起始剂量和治疗剂量（表 16-1、表 16-2）。

表 16-1　常用第一代抗精神病药起始剂量和治疗剂量

药名	规格（mg）	起始剂量（mg/d）	常用治疗剂量
氯丙嗪	12.5、25、50	25～50	200～600mg/d
奋乃静	2、4	4～6	20～60mg/d
氟哌啶醇	2、4	2～4	6～20mg/d
氟哌啶醇注射液	5	5～10	10～20mg/d
舒必利	10、100	100～200	600～1400mg/d
舒必利注射液	50、100	100～200	200～600mg/d
五氟利多	20	10～20	每周 20～80mg
氟哌啶醇葵酸酯注射液（哈利多）	50、100	12.5～25	每 2～4 周 50～100mg
棕榈哌泊塞嗪注射液	50、100	25～50	每月 50～200mg
葵氟奋乃静注射液	25	12.5～25	每 2～3 周 12.5～50mg

表 16-2　常用第二代抗精神病药起始剂量和治疗剂量

药名	规格（mg）	起始剂量（mg/d）	常用治疗剂量（mg/d）
氯氮平	25、50	12.5～25	200～450
利培酮	1、2	0.5～1	2～6
奥氮平	5、10	2.5～5	10～20
喹硫平	25、100、200	25～50	300～750
齐拉西酮	20	40～80	80～160
阿立哌唑	5、10	10～15	10～30
帕利哌酮	3、6、9	3	3～12
氨磺必利	50、200	100～200	阴性症状 100～400 阳性症状 400～800
注射用利培酮微球	25、37.5、50	每 2 周 12.5～25mg	每 2 周 25～50mg
棕榈酸帕利哌酮注射液	75、100、150	第 1 天第 1 针 150mg；第 8 天第 2 针 100mg（三角肌）；第 35 天第 3 针 75～150mg（三角肌或臀肌），随后每月注射 1 次	

二、严重不良反应与处理

(一) 血液系统改变

1. 粒细胞缺乏症 在接受氯丙嗪和氯氮平治疗的患者中，偶可见到诱发血液学改变如白细胞增多、红细胞增多或减少、淋巴细胞减少、白细胞计数降低或中性粒细胞减少，以及罕见的血小板减少等，罕见血液系统改变如粒细胞缺乏症，氯氮平较多见，发生率约是其他抗精神病药物的 10 倍。有 1%～2% 接受氯氮平治疗者发生粒细胞减少或粒细胞缺乏，患者的白细胞数常突然降低，有致命危险。粒细胞缺乏症最常出现在治疗的 6～18 周，危险随年龄而增高，女性多见。氯氮平治疗更常见的是白细胞减少，发生率在治疗第一年为 2.32%，第二年为 0.69%，因此，要谨慎使用氯氮平。

2. 处理原则

（1）氯氮平治疗开始 6 个月及停药 4 周内均需每周查白细胞（WBC）和中性粒细胞（ANC）计数。治疗 6 个月后每 2 周查一次；12 个月后每 4 周查一次。

（2）如 WBC 计数为 2.0～3.0×10^9/L 或 ANC 为 1.0～1.5×10^9/L，未发现有任何感染迹象，WBC 计数又上升到高于 3.0×10^9/L，且 ANC 高于 1.5×10^9/L，则继续用氯氮平治疗，同时每周查 2 次 WBC 及其分类计数，直至 WBC 总数大于 3.5×10^9/L、ANC 大于 2.0×10^9/L 为止。

（3）如果患者 WBC 计数低于 2.0×10^9/L，或者 ANC 计数低于 1.0×10^9/L，必须停用氯氮平，而且每日检查白细胞分类和计数，进行骨髓穿刺检查，给予支持治疗，进行隔离，严防感染，重症者给予升白细胞药物。如无并发症，1 周后白细胞回升，2～3 周恢复正常。

（4）接受氯氮平治疗发生粒细胞缺乏症的患者，血液系统恢复正常后若再次使用氯氮平，可重新发生粒细胞缺乏症，而且比前一次出现得更快，引发的剂量更低，病情更凶险。建议发生粒细胞缺乏症的患者不再使用氯氮平治疗。

（5）白细胞计数低的患者应尽量避免使用氯氮平。此外，卡马西平可增加氯氮平发生粒细胞缺乏的风险，应避免和氯氮平合用。

(二) 恶性综合征

恶性综合征（neuroleptic malignant syndrome，NMS）临床表现：①高热（可达 41～42℃）。②严重的锥体外系症状（肌肉强直、运动不能、木僵、缄默、构音或吞咽困难）。③自主神经功能紊乱（多汗、流涎、心动过速、血压不稳）。④意识障碍、急性肾衰、循环衰竭。即典型的四联症表现。

实验室检查：白细胞升高、尿蛋白阳性、肌红蛋白尿、肌酸磷酸激酶（CPK）升高、肝转氨酶升高，以及血铁、镁、钙降低。

病程：持续数小时至 7 天。严重者死于肾、循环、呼吸功能衰竭，死亡率 20%～30%。

鉴别：须与脑炎、致死性紧张症鉴别。

所有抗精神病药物均可引起NMS，其发生机制尚不明确，可能与DA功能下降有关，发生率为0.12%～0.2%，男：女为2：1。NMS发生的危险因素有抗精神病药物品种更换过快、剂量骤增骤减、多种抗精神病药物合用、合并躯体疾病或脑病患者、紧张症者、酒药依赖者、注射用药等。

处理：一旦诊断是恶性综合征，应立即停药，并给予支持治疗如补液、降温、预防感染、抗痉挛、吸氧等，大剂量胞磷胆碱可增加多巴胺受体活性，也可用多巴胺激动剂溴隐亭治疗。

（三）猝死

猝死指生前未查出致死性躯体疾病，在抗精神病药物治疗中突然发生死亡，死后尸检无可解释的死因，可能为阿-斯综合征，即心源性脑缺血综合征，发生率约0.5%。

处理：立即积极地进行心肺复苏抢救，但很少有抢救成功者，因此应该预防为主。在接受抗精神病药物治疗前，要详细询问病史和家族史，并进行详细的体格检查和心电图检查。治疗中定期复查心电图，药物小剂量开始，缓慢剂量滴定，并注意药物间相互作用。对于高危人群（年长者、肥胖者、有心脏病史者）慎用药。

三、超量中毒与处理

典型抗精神病药物过量，特征是常见不良反应的加重，如氟哌啶醇、奋乃静等药物过量多表现出严重的EPS，包括肌张力障碍和严重的肌紧张，以及低血压和过度镇静等。氯丙嗪、硫利达嗪等药物多出现中枢神经系统抑制、镇静、抗胆碱能作用和低血压，并可有激越、不安、抽搐、发热、自主神经系统不良反应如口干、肠梗阻、心电图改变和心律失常等。典型抗精神病药物严重过量，可能会出现瞳孔放大，深反射减弱或反射消失，或出现心动过速和低血压，脑电图显示弥漫性的低频和低电压，临床症状逐渐加重，可出现谵妄、昏迷、呼吸抑制和低血压，可致休克、死亡，还可出现瞳孔缩小、体温下降，易并发肺水肿、脑水肿、急性呼吸、循环衰竭和弥散性血管内凝血。

典型抗精神病药物超量中毒的诊断，主要根据患者的服药史。首先查明服药时间、品种和剂量，再根据临床表现和体检所见，以及体液内药物的定性和定量检测进行诊断。

处理：典型抗精神病药物超量中毒的解救措施包括早发现、早诊断、洗胃及支持治疗和对症治疗。如抢救不及时有致命危险，如果合并其他药物尤其是中枢神经系统抑制剂如酒精、巴比妥类或苯二氮䓬类药物，后果较严重。抢救措施如下。

首先，洗胃和导泻，以1：5000高锰酸钾溶液5～10kg反复彻底洗胃，如果患者可以吞咽，可以使用活性炭类药物。不建议使用催吐药，因为抗精神病药物会降低催吐药物的疗效，并且这些催吐药物有可能导致吸入性肺炎，如果患者伴有头颈部的肌张力障碍，吸入性肺炎后果严重。抗精神病药物大多是高蛋白结合药物，脂溶性高，因此强迫利尿和血液透析效果不佳。

其次，要给予支持治疗，保温、吸氧、预防感染、抗惊厥，维持水、电解质、酸碱平衡。同时给予对症治疗，如果出现低血压或休克，应给予循环性休克的标准化治疗，抗休克、升压和扩充血容量，如果有心律失常，纠正心律。慎用中枢兴奋药物，以防惊厥发生，必要时可用贝美格50mg于5%或10%葡萄糖100～200mL中静脉点滴或哌甲酯30～50mg肌肉或静脉注射，有助于促进意识恢复。

最后，对个别药物如硫利达嗪和美索达嗪，因其有类奎尼丁样作用，过量可能会造成心脏猝衰和心室纤颤，这些药物半衰期较长，药物过量后需要监测心脏较长时间。

四、联合用药注意事项

1. 酒精　酒精可以增强抗精神病药尤其是典型抗精神病药的中枢抑制作用，导致注意力、定向力、判断力损害，并表现嗜睡和懒散；增强对锥体外系的作用，加重EPS；可能发生呼吸抑制、低血压和肝脏毒性。建议抗精神病药物治疗时不饮酒。

2. 锂盐　研究显示，氟哌啶醇与锂盐合用发生意识障碍；锂盐与氟奋乃静等合用时发生恶性综合征的危险性可能增加；与珠氯噻醇、洛沙平、氟奋乃静等合用增加EPS的发生。如在联合用药时出现EPS和发热宜停用，以防恶性综合征发生。锂盐可明显降低氯丙嗪、氯氮平的血药浓度，建议联合治疗期间监测血清药物浓度。

3. 卡马西平　与抗精神病药物联合治疗要考虑药物相互作用。

4. 单胺氧化酶抑制剂（MAOIs）　抗精神病药与单胺氧化酶抑制剂（MAOIs）合用增加发生恶性综合征的危险；增加抗胆碱能样不良反应和锥体外系不良反应。

5. 三环类抗抑郁药　抗精神病药物与三环类抗抑郁药合用会减慢代谢，增加药物浓度，易发生不良反应。

6. 苯二氮䓬类药物　抗精神病药物与苯二氮䓬类药物合用可能会增强各自的镇静作用和影响认知功能。

第三篇　心理治疗

心理治疗是精神障碍治疗的重要组成部分，为患者提供一个有效改变不适应行为的安全环境及机会，使患者尝试和发展新的适应性行为，促进患者情绪的改善和人格的成熟、完善。本篇介绍了心理治疗的基本概念及相关的伦理学问题，然后介绍了心理治疗的几个主要流派，包括精神分析、人本主义、行为主义、认知心理治疗的基本理论框架和治疗机制。本篇还介绍了团体治疗的基本理论和治疗原则，旨在帮助读者对心理治疗的机制与过程有一个概括性的了解。

第十七章　心理治疗概述

一、概念

心理治疗是一类应用心理学原理和方法，由专业人员有计划地实施的治疗疾病的技术。心理治疗人员通过与患者建立治疗关系与互动，积极影响患者，达到减轻痛苦、消除或减轻症状的目的，帮助患者健全人格、适应社会、促进康复。心理治疗要遵循科学原则，不使用超自然理论。这一概念表明，心理治疗是一项助人活动。首先，心理治疗具有专业性，是由具备专业资质的人利用专业的方法进行的。其次，心理治疗具有规范性，需要有计划地按照特定的流程实施。最后，心理治疗具有"心理性"，目标是帮助人们减轻或者消除心理痛苦、心理症状，达成健全人格、增强社会功能、促进情绪情感和谐健康的积极效果。

心理治疗与心理咨询的助人目的、机制、理论源流甚至技术大同小异，都是专业性的心理健康服务技术。心理治疗用于可以诊断精神障碍的临床患者，针对其明显的病理心理现象进行矫治性的帮助；而心理咨询主要为来自普通人群的一般心理问题进行咨询服务，如针对在生活、学习、工作等方面产生的困惑、冲突、压力、痛苦等问题，帮助人们适应应激性的环境，解决较轻的心理困扰，是预防性、发展性、教育性的心理帮助。心理咨询是在医疗机构以外的各种机构、组织、社区中，对普通人开展的心理健康促进活动。

二、心理治疗的设置

（一）从业资格

我国现行规定以下两类在医疗机构工作的医学、心理学工作者可以成为心理治疗人员：精神科（助理）执业医师并接受了规范化的心理治疗培训；通过卫生专业技术资格考试（心理治疗专业），取得专业技术资格的卫生技术人员。

（二）服务对象、适应证及禁忌证

1. 服务对象　心理问题严重、需要系统性心理治疗的人员，以及符合精神障碍诊断标准 ICD-10 精神与行为障碍分类的患者。

2. 适应证　人际关系问题、个人发展与成长有关的问题、婚姻家庭问题、各种类型的焦虑障碍（特定恐怖症、社交焦虑障碍、场所恐惧症、广泛性焦虑障碍等）、强迫性障碍、癔症、创伤后应激障碍、某些性心理问题（露阴症、窥阴症等）、人格障碍、轻至中度的抑郁症、自杀及相关问题、心身疾病、物质依赖、儿童青少年的各种行为问题等，均可进行心理治疗。精神分裂症、双相情感障碍或其他严重精神障碍的症状稳定阶段，心理治疗也可以作为重要的辅助治疗，患者有可能通过心理治疗获得更多的社会性康复。

需要注意的是，心理治疗专业人员需要结合自己的受训和从业经历，判断自己是否适合某位来访者，或者某种类型的来访者，必要时及时给予解释和转诊，保护来访者的权益。

3. 禁忌证　精神病性障碍急性期患者，伴有兴奋、冲动及其他严重的意识障碍、认知损害和情绪紊乱等症状，不能配合心理治疗的情况；伴有严重躯体疾病患者，无法配合心理治疗的情况。

（三）治疗场所

根据《中华人民共和国精神卫生法》规定：心理治疗属于医疗行为，应当在医疗机构内开展，在医疗机构中实施的专门心理治疗，医疗机构应该按照心理治疗工作的需要，设置专门的心理治疗场所。

（四）治疗伦理

1. 专业责任　一般而言，心理治疗从业者通过三种途径提高自己的专业水准：①扎实的理论学习：要求心理治疗人员在达到相应学时的理论知识培养后，持续不断地接受相关专业的继续教育。②接受督导：在有经验的心理督导师指导帮助下，监控治疗过程，提高自身专业水准，促进自身工作能力与助人能力提升。③接受自我体验治疗，实践表明，一个治疗师如果缺乏自我体验治疗经验，无论是对于患者而言，还是对于自身而言，都是极其危险的。

2. 专业关系　建立尊重、可信赖、不被污染的专业治疗关系，是心理治疗的基本前提和整个治疗过程的底色。心理治疗从业者应对自己的专业身份、所处的位置对患者可能产生的潜在影响有清楚的认识；应努力保持与患者之间专业纯净的治疗关系，避免在治疗中出现双重或多重关系，不得在治疗关系之外与服务对象建立其他关系；不得利用患者对自己的信任或依赖谋取任何私利。一旦治疗关系超越了专业的界限，应采取适当措施终止这一治疗关系。

3. 安全环境　在心理治疗整个过程中，应努力为服务对象创造安全的心理和物理空间环境；应当遵循保密原则，尊重和保护服务对象的隐私权；向接受治疗的相关人员说明保密原则，并采取适当的措施为其保守秘密，但法律、法规和专业伦理规范另有规定的除外；应当尊重服务对象的知情同意权，让服务对象了解服务的目的、主要内容及局限性、自身权益等信息，征得服务对象同意后提供服务。

三、心理治疗的整合趋势

心理治疗在发展史上不断有新的学派涌现，但是每种学派都有其自身的优势和局限，如何将其局限性最小化，提高心理治疗的可用性与精神障碍的治愈率成了近代心理治疗发展中的一个主要任务。于是，各种治疗理论之间的整合，以及多元文化与心理治疗技术的融合是大势所趋。

心理治疗发展至今，各种心理治疗学派的分歧与冲突主要体现在对于人的健康与病态的不同看法上。一种理论可能仅仅是从某一个侧面阐述了复杂的人类心理活动的一部分，并宣称其在理论解释和实践操作上的优越性。实际上，不同的心理治疗技术在实施的过程中，有许多因素是共通和一致的，如良好的治疗关系、情绪的疏泄、认知和实验性学习及实践等。

在心理治疗中，有一种观点被称之为折中主义。治疗师在治疗过程中，可以从广泛的理论或模型中选择最佳或最适用的观点和技术，即在两种明显对立的治疗学派中寻找"最佳"要素。例如，认知 - 行为疗法，行为 - 格式塔、人本主义的理性情绪疗法等。另一种观点倾向整合主义或综合主义，它试图把各种理论和模型中的元素整合成一种新的理论或模型。

第十八章　心理治疗主要流派

一、精神分析心理治疗

（一）概述

精神分析心理治疗是由著名的奥地利精神病学家西格蒙德·弗洛伊德创建，至今已有百余年历史，是现代西方心理学的一个主要流派，包括弗洛伊德的经典精神分析、以荣格为代表的分析心理学、以安娜·弗洛伊德为代表的自我心理学、以阿德勒为代表的个体心理学、以克莱因和温尼克特为代表的客体关系学派、以科胡特为代表的自体心理学、以霍尼和沙利文为代表的社会文化学派等。精神分析心理治疗以潜意识理论为基础，关注求助者本我、自我、超我的人格结构，将潜意识中的冲突或引发症状的情结带入到意识领域，促成求助者的领悟，以此达成症状的消除和健康的心理状态。

（二）基础理论

1. 心理结构　弗洛伊德心理结构理论中的核心概念是潜意识。他将人的心理分为意识、前意识和潜意识，并着重研究潜意识以及潜意识与意识的关系。

意识是心理结构当中占比很小，能够被知觉到的部分。如果用冰山作比喻，意识是冰山浮在海面之上的、能够被看到的微小顶端。它主要来源于对外部世界的感受和知觉，以及内在产生的情绪情感体验。

潜意识概念是弗洛伊德精神分析的理论基石。潜意识不被意识所知，但却深深影响着人的心理情绪、认知和行为。潜意识是就像深藏于海中的巨大的冰山根基主体，占心理结构的最主要体量。起初，弗洛伊德认为潜意识是被个体压抑了的经验，后来他又进一步阐释这种遭受压抑的是人的性本能和性体验，到了晚年，弗洛伊德又将其拓展为人类的生物本能。

前意识位于意识和潜意识之间，就像冰山时而浮于水面、时而沉于水下的狭窄部位。前意识既沟通潜意识与意识，又过滤潜意识中不被意识接受的内容。

在人的心理活动中，这三种结构既有冲突矛盾、又有联系渗透，是相互制约和依存的关系，构成了人复杂的心理现象。

2. 人格结构　精神分析的人格结构理论，最早由弗洛伊德在 1923 年正式提出。此后，精神分析的各个分支学派也纷纷提出自己的人格结构模型，较为著名的还有卡尔·古斯塔夫·荣格的集体潜意识理论。弗洛伊德的人格结构模型由三部分组成，即本我、自我、超我。

（1）本我　是人格结构系统当中最原始的部分，是巨大心理能量的最基本来源，是自然性的、非理性的、无逻辑的、无时间感、无价值判断、无道德标准、无善恶的欲求和驱力之源。本我遵循快乐原则，如果本我可以不受限制地表达，它会毫无顾忌、毫不掩饰地追寻本能冲动、即刻满足欲望或者排除紧张和不安。

（2）自我　是本我与现实之间的中介。自我的功能，是让一个生命体与外部世界建立和维持和谐的关系。自我遵循现实原则，正常人的自我还有一种权力，它可以决定在哪些方面、何种程度上满足本我的愿望，还有选择满足愿望的时机。所以，自我具有逻辑性、策略性、计划性等现实性。

（3）超我　大部分人认为，超我是从自我中分化和发展起来的，也有人认为超我是本我和自我相互作用之后的升华。超我与本我之间存在着深刻的冲突，但超我基本上只执行两项任务：一是观察、监视自我；二是奖赏、惩罚自我。超我这枚硬币有两面：一面是自我理想，另一面是良心。超我遵循道德原则、至善原则，一个人超我的内涵就是它的道德体系。

3. 自我防御机制　自我利用其功能减轻和消除心理紧张。由于自我的成熟度不同，所以防御机制也由原始到成熟，分成不同的层级和种类。动力学派学者倾向认为防御机制的形态几乎是无穷无尽的，这里列举出精神分析心理治疗当中常见的自我防御机制。

（1）分裂　把一个事物的两面完全区隔开来，不去予以整合。比如，边缘型人格障碍患者，时常把一些人或事物看成完全是善的，而把另一些人或事物完全看成是恶的。

（2）投射　把自己内心中容易引发焦虑的冲动、情感投出去加在别人身上，这样会减轻自己内心的压力，也同时造成了认知的扭曲。有的时候也会把想象中好的事物强加到对方身上，同样出于减轻自己内心的焦虑。

（3）潜抑　把无法接受的欲望和冲动清除到意识之外。潜抑和否认的主要区别在于，否认一般针对的是可被感知和观察的事物，而潜抑主要针对的是内在的心理状态。

（4）合理化　把难以接受的事件或态度观念等去寻找理由，使之被认为是理应如此的、正当的，从而减轻内心的焦虑，如"酸葡萄"效应。

（5）升华　以一种有益的甚至高尚的行为，象征性地满足不被自己接受的冲动、欲求或幻想。比如，一些对抗激烈的体育竞技运动，可能象征性地满足了一种攻击性冲动。

（三）治疗技术

精神分析心理治疗师需要秉持严谨的工作态度和经历漫长的专业成长历程。本书仅是对这一流派的治疗技术做一些索引性介绍。

1. 自由联想　自由联想是弗洛伊德经典精神分析所用的主要技术之一。它的前提是医患之间建立了良好的关系和治疗同盟。一般而言，治疗师在来访者的身后并不进入来访者视野之中，治疗师一直鼓励来访者将最原始的想法或一闪现的念头讲述出来，哪怕是极其荒诞不经或羞于启齿的内容。治疗师会将来访者讲述出的内容记录下来并且仔细加以分析，尽可能了解隐藏的意义。

2. 释梦　对梦的分析，是精神分析学派重要的技术之一。弗洛伊德认为梦有四种工作机制。

（1）凝缩作用　即将多个事物或意向凝缩在一个对象身上。

（2）移置作用　将没有通过梦的核查机制且难以启齿的内容，移置另一个允许被表现的事物之上。

（3）戏剧化作用　即将一些抽象的思维或观念，戏剧化地表现为一种生动的事物。

（4）润饰作用　梦中最真实的线索是梦者的情感反应，但情感反应与梦中的事件或对象之间常常是不协调、反常理的，这说明梦被修饰和象征性转化了。梦境是沟通无意识的重要通道，通过释梦可以把被压抑进无意识的冲动或冲突带到意识层面，从而达到修通和疗愈的作用。

3. 分析与解释　解释是修通过程中的重要工作。精神分析的内容主要包括对自由联想的分析、对梦的分析、对自我防御机制的分析、对移情的分析、对阻抗的分析、对日常生活的分析。

二、人本主义心理治疗

（一）概述

人文主义心理治疗是指由美国心理学家卡尔·罗杰斯创立的，以人本主义心理学理论为基础的治疗方法。人本主义心理治疗基于如下理念：首先，人具有自我实现的倾向，有追求独立成熟和自我强化的基本属性。其次，人是有理性的、有责任感和有现实感的，人拥有自我评价的功能，在成长过程中不断地对与现实互动的经验做出评价。最后，人是可以信任的，人是自身现实处境的最佳决定者，并且在没有受到威胁的情况下，可以接纳与自我不一致的意识体验。

（二）基本理论

1. 自我概念　自我概念是人本主义心理治疗理解症状的关键。心理问题源于自我概念与经验之间的失调，而人本主义心理治疗的目标是使得个体的自我概念与经验之间重建和谐相融的关系，同时达成人格的重建和完善。

2. 人具有自我实现的倾向　人体有一个基本的倾向，即实现、维持和强化自身，具有向成熟方向运动的倾向，包括自我实现。他认为，这种实现自身的倾向是一种独立的、基本的人类发展的动因。

3. 价值条件化　在成长过程中个体会寻求得到他人的积极评价，而因此会将其重要客体的价值观念内化成为自我观念的一部分，这被称为"价值条件化"。

（三）治疗技术

人本主义治疗的目标是使来访者消除价值条件作用，获得真正的自我。来访者将会发生几种变化：更加开放，更为协调，更加自信，更具有生活适应能力，并且进入到一种积极变化成长的生命进程。人本主义心理治疗主要运用的技术方法如下。

1. 无条件地积极关注　是对来访者报以充分尊重的态度，同时不以任何企图和要求为条件，始终接纳和关注来访者的任何行为表现、情绪情感、冲突矛盾、自我成长过程等。

2. 共情　是人本主义心理治疗的核心。它有 4 个含义：①治疗师要放下自己的参照标准，而接受来访者的参照标准，设身处地站在来访者的角度去共同感受和体验。②共情的焦点主要聚于来访者的情绪情感，而不是其主观认知。③共情是真诚无条件地接纳来访者表现的各个方面，而不是对其完全认同。④共情还应当把治疗师对来访者的感受进行有效的传递。

3. 情感回应　是人本主义心理治疗的一个基本方法。情感回应并不是简单的应答，它的核心是治疗师一直努力地对来访者的情绪情感进行理解检验，以检查治疗师对于来访者内心世界的理解是否准确，在此基础上做出真诚的积极回应。

4. 解释　人本主义心理治疗多是针对来访者所表述的内容，以此来进一步理解来访者此刻表现出的情绪、情感和呈现的内心世界。它的目的是使得来访者的表述更清晰，使治疗师与来访者之间的共情更准确。

5. 正视问题　来访者有的时候会回避问题，有的时候会表现出有些问题想要说却又难于启齿。人本主义心理治疗常常鼓励来访者正视这些问题。因为人本主义心理治疗的核心理念是尊重接纳和积极关注，在这样的大背景之下，正视问题的引导也会产生对来访者的心理支持力量。

人本主义心理治疗分为七个阶段。

第一阶段：来访者对自我的经验持僵化和刻板的态度，对治疗较为疏远，不愿主动寻求改变。

第二阶段：来访者"有所动"，可以畅谈自我以外的话题。

第三阶段：能够流畅自由地表达客观的自我。

第四阶段：能够自由地表达自己过去的情感，但仍有顾虑。

第五阶段：能够自由表达当前的情感感受，但仍心存迟疑。

第六阶段：能够完全接受过去被阻碍和否认的情感，自我与情感开始变得协调一致。

第七阶段：不依赖于治疗条件的作用而可以自我成长、主动变化。

三、行为主义心理治疗

（一）概述

行为主义认为，人的行为均是由后天习获得的，并因强化而得以巩固。如果某种行为不再适应社会生活时，它就会消退。而有些非适应性的行为，由于具有某种特殊的继发获益，即使丧失了适应性仍然不能消退，因而需要借助治疗来予以改变。

行为主义治疗强调环境的重要性，而一般不对行为的内因进行假设。行为主义治疗是一种系统性和操作性均很强的技术手段。

（二）基本理论

1. 经典条件反射　这一学说的建立源于俄国生理学家谢切诺夫对大脑反射的研究。巴甫洛夫在此基础上将研究推向深入，他发现，当狗的食物出现伴随着其他刺激物时（如铃声），经过一段时间之后，即使没有食物，仅有该刺激物出现，狗也会分泌唾液。这种由后天习得地对一个中性刺激物做出反射的现象，被称为"条件反射"。

2. 刺激 – 反应心理学　行为主义心理学的创始人华生认为，行为是一个生命体应对环境的全部活动。当生命体面临内部和外部环境变化时，会相应做出行为，这种环境变化就是刺激，而反应是指作用于行为的基本因素——肌肉收缩和腺体分泌。华生秉持着严格的环境决定论，认为一定的刺激必然引发相应的反应，而某种反应也必然源自某种特定的刺激，两者之间有着必然因果。

3. 操作性条件反射　操作性条件反射源于桑代克和斯金纳等人的研究成果。桑代克将一只饥饿的猫关在牢笼中，外面摆上食物，牢笼中设有机关，只要猫触击杠杆，牢笼的门就会打开。饥饿的猫做出很多试探性行为，偶然间碰到了杠杆，牢笼打开，猫得到了食物。在此后，每次猫被放进牢笼中，它都能用更短的时间触发机关逃出牢笼。斯金纳设计了著名的"斯金纳箱"，他把饥饿的老鼠关在箱内，同样设有一根杠杆作为机关，但这次不是打开箱门，而是每触发一次机关，一颗食物就会落入箱内的盘子里。斯金纳通过观察发现，老鼠触发杠杆获得食物的行为逐渐增加，这说明，当一个行为给主体带来获益时，这个行为就倾向于更多地被重复，即行为得到强化。这个过程其实就是学习的过程。

4. 模仿学习理论　此后的行为主义学者发现并证明，人类的大多数行为都是通过观察模仿习得的。班杜拉认为，在没有奖励或其他条件刺激的情况下，模仿学习同样可以发生。一个人仅通过观察别人的行为和反应，就可以达到学习的目的。如果欲使这个人更多地出现这种行为，就必须通过强化手段。

（三）治疗技术

行为主义治疗技术包括系统脱敏疗法、厌恶疗法、满灌疗法、强化疗法、模仿学习疗法等。其中系统脱敏疗法临床常用，下面主要介绍系统脱敏疗法。

系统脱敏疗法亦称为"交互抑制法"，由沃尔普于1958年创立。这一疗法的原理是通过交互抑制对抗条件作用。其特点是通过系统的程序，由轻至重、循序渐进地对条件刺激引发的焦虑或恐怖反应进行脱敏。该疗法主要用于焦虑主导的症状，尤其是恐怖症。

系统脱敏法是一个极具规范化的行为疗法，在科学合理的设定下，是一种安全有效的技术手段。它包含三个步骤。

步骤一：放松训练。一般是要求来访者坐在诊疗椅上，对其进行放松指导训练，包括深呼吸、闭上双眼、想象轻松的情境、依次放松身体的各个部位等。

步骤二：设定"焦虑（恐惧）等级表"，如表 18-1 所示。针对来访者感到焦虑或恐怖的事物进行分析，将不同情况下引发焦虑恐怖反应的程度分成若干等级。特别提示：最轻等级的设定应该足以被来访者承受或通过身体放松抵消。同时，等级之间的级差要均匀。

表 18-1　焦虑（恐惧）等级表

刺激物或情境	恐怖程度	等级
想到猫、看到猫的画面	不自在	1
听到猫的叫声	紧张	2
远处看到猫	害怕并回避	3
猫在近处	恐惧、快速躲避	4
触碰到猫	极端恐怖	5

步骤三：系统脱敏。从最低的焦虑等级开始，向来访者呈现相应的刺激物或情境，也可以通过让来访者想象的方式引发反应。当这一条件刺激引发了来访者的紧张时即刻撤出。同时，引导来访者重复放松训练，直到紧张的反应消退。经过屡次重复这一过程，待到来访者对该等级的刺激物不再感到紧张焦虑，便完成最初等级脱敏。接着再让下一个等级的条件刺激出现，依同样流程进行脱敏训练。

系统脱敏也可以采用先内隐想象、后带进现实的流程，即先通过想象条件刺激物或情境进行系统脱敏训练，当完成全部等级的脱敏训练之后，再呈现真实的刺激物或刺激情境，不断练习和巩固。

四、认知心理治疗

（一）概述

认知心理治疗的产生和发展源于 20 世纪 60 年代的美国。其基本观点是认知过程的偏差导致了错误观念，这种错误观念又引发了适应不良行为和情感失调，通过认知和行为技术，可以对求助者进行认知重建和行为改变。临床心理学家阿尔波特·埃利斯和精神病学家阿朗·贝克是认知心理治疗两位最有影响力的先驱，这一流派最有代表性的是埃利斯的合理情绪疗法、阿朗·贝克和雷米的认知疗法及梅肯鲍姆的认知行为疗法。

（二）基本理论

埃利斯认为，人们常常因为不合理的想法而自寻烦恼，一旦学会了用更合理的方式思维，很多心理问题将被解决。阿朗·贝克提出，那些被心理疾病困扰的人们，大多拥有错误或扭曲的思维模式和信条，阿朗·贝克将其称为心理"图式"，这是一种令人的感知和思想发生偏差扭曲的核心观念。治疗的目标应该是帮助人们认识并改变错误的思维模式，并改变由此引发的非适应性行为，而行为亦反作用于人们的感受，所以，认知治疗又称为认知行为治疗。认知心理治疗的学者常常认为非理性的观念、消极思维、不现实的想法是导致人们恶劣情绪的认知活动。

1. 认知情感行为　认知是由想法和观念（信条）组成的，想法是随机而发的，观念是稳定存在的。认知即可以产生情感，也可以影响行为。同时，行为也影响着认知和情感。行为也会以认知为中介，间接影响情绪。

2. 重构认知　心理治疗的主要策略是重新构建认知结构，通过挖掘发现导致心理困境和障碍的异常或歪曲的思维方式，加以分析批判，以合理现实的思维方式取而代之，使人的心理症状得以改善，并获得更好适应社会的能力。还有学者认为，人的情绪和行为是在早年成长经历中被已经内化的自我指令性语言所控制，而这种控制到了成年时很难被意识到，如果这种自我指令性语言是错误的，就会导致情绪情感障碍和行为问题。建立新的、适应性的自我指令可以解决这些问题。

3. 现实检验　一个经受过创伤的人，会对与引发创伤相似的事物异常担忧。当治疗师更好地帮助求助者完成了其观念、假设与现实之间的检验时，求助者扭曲的信念会被动摇乃至矫正，从而获得与现实相协调的情绪情感和行为反应。

（三）治疗技术

1. 识别监测自动思维　人们常常顽固地秉持一些导致自我挫败的信条，常常被人自然而然地接受和认同，而不加检验和批判。因其常与现实经验发生严重冲突，而激起人们的挫败感和不安的情绪。这些信条往往是无意识的、不加思考而产生的，因此属于一种自动化思维。

他们往往有个共同的特点是绝对化，缺乏包容性，多表现为两种形式：第一种是专制的"应该"，它有一个公式：需要 = 应该 = 必须。比如，我需要做正确的事情，因此我应该永远不犯错误，因此我所有的行为必须完美无缺；第二种是极端的后果。一些人有一种常见的倾向，就是夸大事件的消极后果，即一旦糟糕的事情出现，那结果一定是灾难，是令人恐怖的，也是根本无法接受的。比如，苗条是美的，我不苗条有些肥胖，所以我在人前是极端丑陋的，令所有人厌恶的。既然称作自动思维，就意味着这些想法往往从未被人们有意地注视和思辨。

因此，改变自动思维的一个直接方式就是对其进行监测。方法是每当感到自己的心境糟糕时，便开始以情绪为线索，搜寻引发它的事件，然后找出对这一事件的所有看法，列在表格中，逐一进行思辨。其实，一旦监测到这些信条并进行深入思考，通常并不难以识别其荒谬性。这样的功课做到一定程度，新的合理的观念将得以建树，随之而来的是思维不再如此僵化、情感和心境变得更加和谐。

2. 识别认知错误　认知错误源于失调的思维模式。

（1）非黑即白　一个人或一件事情，要么是全好，要么就是全坏；要么是美的，要么就是丑的；要么是善的，要么就是恶的……不存在中间状态，看不到辩证性和统合性。

（2）以偏概全　"一次"就是"总是"；"某些"就是"全部"；"一旦"就是"永远"；

"缺陷"就是"毫无可取".

（3）自我针对 与我有关的事情出了错，责任就全是我的；或者，别人所有的敌意都是针对我的。

（4）心理滤除 当一个事物的某一个方面与自身不合理的信条相吻合时，就完全专注于这一个方面，而过滤掉与该信条不一致的其他所有侧面的存在。比如，有的狗会咬人或携带狂犬病毒，那么，看见所有的狗都是危险甚至致命的，而对狗的忠诚、善意、乖巧完全视而不见。

（5）负面结论 比如，哪怕是有一点不利因素，整件事情一定会是失败的；听到的评价有某些不合心意之处，便认为对方完全怀着攻击自己的动机。

（6）归责于人 有些人习惯于谴责别人，一旦不如意的事情发生，便一味指责别人的过失，忽视了采取行动改善状况的努力。

（7）贴标签 一旦出现某些错误，就给自己贴上标签，把一时的懈怠贴上"懒鬼"；把一时的不成功贴上"失败者"；把一时的利己贴上"自私"。

（8）灾难预见 有些人片面强调某些负面的极端可能性，总是说"假如""万一""一旦"。所指向的都是极端情况下可能出现的灾难。尽管世界充满了不确定性，但是灾难一般都是极低概率的事件，如果过度放大这种可能性，人们势必会生活在终日惶恐不安之中。

3. 辩驳消极认知 在识别了消极的想法和错误的认知之后，便需要对其进行纠正和改变。常用的辩驳策略如下。

（1）逻辑辩驳苏格拉底式发问，常是认知心理治疗师善用的技术，如"有什么证据能证明""为什么必须要""有什么理由要求""为什么仅仅因为我如此，别人也必须如此""这件事情失误了，整个人生都失去了吗"。

（2）采取积极的陈述来对抗求助者思维中的荒谬和消极想法，如相对于"我应该被所有人喜欢"，更合理的陈述"我被别人喜欢是件很愉快的事，但是人们的观念和看法是有差异的，一定会有些人并不喜欢我，但我依然是我，并且他只是不那么喜欢我而已，我能够接受和应对"。

（3）当经历了某件不愉快的事情之后，把当时的情况和自己的心理感受作为背景材料写出来，然后列出自己针对这一事件和感受的所有想法、观念、信条，再对照这些想法观念和信条逐一进行辩驳，最后设想出采取什么样的积极行动能够改善这种状况，并采取行动。

4. 去中心化 焦虑者常会出现"自己是人们关注的中心""自己的缺点都将被注视和指指点点"的错觉，因而感到脆弱无力。治疗师可以引导来访者进行现实检验，指导其记录自己的行为被他人关注的确切证据，以及引发别人负面反应的次数。经过这种检验，来访者会发现，其实很少有人注意他言行中的异常，这种现实检验会使来访者认识到其观念判断中的非理性成分。

五、家庭治疗

（一）概述

家庭治疗是以家庭为单位进行心理干预的一类方法。人们很早就认识到，精神障碍不仅仅是个人的问题，而是与家庭有关的。家庭治疗就是从家庭视角来审视来访者的心理问题，并经由任何形式的语言、互动等治疗行动而促使家庭有所改变的治疗体系，其目的在于消除心理疾患，使家庭成员更加分化，更加自由地完成个人及家庭整体发展的阶段性任务。近年来，家庭治疗取向纷纷兴起，被誉为继精神分析、认知行为及人本主义心理治疗流派之后的"心理治疗第四势力"。

（二）基本理论

家庭治疗基本观念可以追溯到 20 世纪 40 年代至 20 世纪 50 年代发展起来的系统论思想潮流。一个统一的整体是一个系统，它是由相互联系的部分组成的，可以根据各部分的总和，以及系统中某一部分对其他部分的影响所带来的变化来识别这个整体。按照这一观点，对个别家庭成员的心理或情绪问题的最佳理解方法，就是把它视为家庭系统出了问题。因此，家庭系统观点认为，理解个体的最佳办法是去评定家庭成员之间的相互作用。

每一个家庭成员的成长和行为都不可避免地与家庭的其他成员相互关联，个别成员的精神症状乃是家庭内部一整套习惯和模式的表现。如果不考虑家庭成员之间的相互作用，以及不考虑个人与家庭所处的重大环境，就无法准确地评价个人的情绪和行为问题。当家庭中一个人出了问题，他／她就会被家庭贴上"有问题""应该被指责"或"应该得到帮助"这样的标签，而实际上，患者的症状常常发挥着多重作用。例如，一个家庭中某个成员的精神病理现象可能具有如下几种意义：①对家庭稳定性的维持具有某种作用和目的。②这种症状可能无意中被家庭所保持和维持。③反映了正常家庭功能的失调。④体现了代代相传的功能障碍的模式。

（三）治疗

1. 一般治疗

（1）重点评估家庭结构及功能特征　包括家庭中人际互动的模式、社会文化背景、家庭在其生活周期中的位置、家庭的代际结构、家庭解决当前问题的方法和技术及绘制家谱图。

（2）规划治疗目标与任务　引起家庭系统的变化，创造新的交互作用方式，促进个人与家庭的成长。

（3）治疗的实施　每次家庭治疗访谈历时 1 ～ 1.5 小时。两次座谈中间间隔时间开始较短，一般为 4 ～ 6 天，以后可逐步延长至 1 个月或数月。总访谈次数一般为 6 ～ 12 次。

2. 言语干预治疗　家庭治疗提倡非指导性的"扰动"，而淡化"干预"，所以发展了独特的提问技术。实际应用中，这些提问其实发挥了很强的干预作用，常见言语性干预技术如下。

（1）循环提问　系统家庭治疗中最重要的提问技术。治疗师轮流、反复地请每一位家庭成员表达他对另一成员行为的观察，对另两个家庭成员之间关系的看法，或者问一个人的行为与另外一个人的行为之间的关系。例如，"妈妈心情不好的时候，家里谁会第一去安慰她？"

（2）差异性提问　涉及压缩症状，扩展无症状的时间、场合或人事的情景性问题，使当事人受到启示，即症状性行为的出现是有条件性的。例如，"孩子在谁面前很少或从来没有像那样暴怒过？"

（3）前馈提问　未来取向的提问，把对病态、行为的积极赋义投射到将来，刺激家庭构想对于未来的人、事，行为、关系等的计划，故意诱导这些计划成为"自我应验的预言"。例如，"请你想象一下，如果我们今天的会谈确实有效，你明天会是什么样子？你完全康复了又会像什么样子呢？"

（4）假设提问　基于对家庭背景的了解，治疗师从多个角度提出的关于家庭的疑问。这些假设须在治疗会谈中不断验证、修正，或者被否定。治疗师通过假设给受治者及家庭照镜子，即提出看问题的多重角度，让受治者自己认识自己，并有助于家庭行为模式的改变。

（5）积极赋义和改释　改变当事人对于导致痛苦的人、事、物的看法。例如，对当前的症状及系统从积极的方面重新进行描述，放弃对别人的轻蔑、指责态度，代之以新的观点。

（6）去诊断　消除医学术语的"标签效应"：医学诊断有时对患者及其亲属具有"标签效应"，将患者从病态标签的压抑中解放出来，解除患者角色。以语言学叙事动词的角度看，如将"我是患者"改称为"我表现得像个患者"。

3. 非言语干预治疗

（1）家庭作业　家庭作业多种形式可酌情选用，一般会成为下次治疗时的讨论内容，常用家庭作业包括反常或悖论干预、单式双日作业、角色互换练习、做未来规划等。为了提醒、加强效果，有时治疗师以善意、戏谑的方式，直接对适应不良行为或关系进行干预，布置一些行为治疗的"厌恶治疗"技术，如弹橡皮筋、打水枪之类，用于对不合意行为的惩罚，常常能快速终止某些适应不良行为模式。

（2）艺术性技术　家庭雕塑、时间线、心理剧、绘画分析、沙盘等艺术治疗形式，绕过以数码语言为基础的抽象逻辑思维，常常起到比言语治疗更加有效的作用。

六、团体治疗

（一）概述

团体治疗始于20世纪40年代，它并不专属于心理治疗的哪个流派。团体治疗有着丰富的技术类型，精神分析、认知行为、格式塔、心理剧及其他心理学理论都广泛地用于团体治疗。治疗团体的组成往往依据相同的境遇和目标，如戒酒团体、进食障碍团体、癌症患者支持团体、性受虐者团体、强迫症患者团体、慢性精神分裂症患者团体、男性施暴者团体、居丧者团体等。

团体治疗的直接目标是借助团体内互动和心理治疗技术，促进求助者的改变和成长，至于症状的疗愈和解除，只是成长目标后面的结果。

（二）基本理论

欧文·亚隆的理论和实践为团体治疗作出巨大的贡献。他将团体治疗引导求助者改变的作用机制称为疗效因子，并总结了 11 个主要因子。

1. 希望重塑　求助者对治疗的信心本身就具有疗愈作用。研究证实，治疗前对获得救助的高度期待与积极的治疗结果间具有显著的相关性。团体治疗师必须尽一切努力来增加患者对团体治疗疗效的信心，同时应该有效地利用好这个因子，时常提醒成员注意所取得的进步。团体成员之间也可以对这种进步提供相互见证。

2. 普遍性　许多被心理疾病困扰的求助者常感到极端的社会孤立，在团体治疗中见到与之处境相同或相类似的其他伙伴时，求助者会获得共鸣，宛如找到了一种群体归属感。当求助者感受到自己和别人具有相似之处，并且与他人分享自己最深层的忧虑时，有意的宣泄及被接纳之感随之而来。

3. 传递信息　治疗师对求助者提供教导式指导或直接忠告，可以为团体治疗成员的成长指明方向。

4. 利他主义　团体治疗通过成员间的相互付出，获得价值感。同时，求助者在团体互动过程中相互提供支持、保证、建议和领悟，共同分享相似的困惑。利他行为还可以将求助者从沉浸于病态的自我关注中解脱出来，获得一种超越自我的新生力量。

5. 原生家庭的矫正性重现　大多数求助者都拥有许多从原生家庭中获得的不满意的关系体验，而治疗团体在很多方面都类似于家庭，里面因年龄性别的不同，会象征性出现权威父母角色、兄弟姐妹角色等等。治疗团体内时常发生明显的甚至激烈的情感交流互动。治疗师尽可能营造良好的关系氛围，使得求助者逐渐在这种类似原生家庭的互动过程当中获得成长。

6. 社交提升　通过治疗师的引导和团体内部的良性互动，求助者会从中获得社交技巧方面的培养，并融会贯通。这对求助者将来的社会互动具有积极意义。

7. 行为模仿　在团体治疗中，模仿行为普遍存在。求助者会向治疗师仿同，也会模仿身边的同伴。

8. 人际学习　个体的人格形成是其与生活中重要人物相互作用的产物。与他人建立亲密关系，也是一项基本需求。通过团体的互动和成员间的学习，求助者可以获得矫正性情感体验，也可以获得深刻的内省。

9. 团体凝聚力　欧文·亚隆所说的凝聚力是指"团体成员被这个团体以及其他成员所吸引的程度"，"有凝聚力的团体，成员们彼此接纳支持，并且渐渐在团体中发展出有意义的关系"。团体凝聚力本身是一个重要的疗效因子，而这个团体形成凝聚力的过程，也是内部成员获得成长的宝贵经历。

10. 宣泄　宣泄的希腊语词根是"清除"，宣泄是帮助求助者释放压抑情感的通道。但宣泄不能被简单理解为"发泄"，宣泄的过程是情绪、情感经由语言的组织表达出来的过程。有效的宣泄，的确可以将大量矛盾冲突和痛苦带入到意识层面，加以观照，但恣意的发泄却难以起到治疗作用。

11. 存在意识因子　存在意识因子深受存在主义治疗理论的影响，它包含了责任、基本的孤独、命运的偶然性、生存的反复无常、生与死的自然规律等。对存在意识的深层感知体验，经常会激发求助者的顿悟，从而更有能力面对内心的冲突。

（三）治疗

1. 一般治疗　团体心理治疗可由 2 名治疗师主持，成员可由 8～15 名构成，团体治疗以团体聚会的方式呈现，每周一次或两次以上，每次时间可以设为 1.5～2 小时，治疗的次数和每个疗程持续的时间可由治疗师根据本流派理论与团体成员共同商定。

2. 治疗师职责　在团体治疗中，治疗师引导团体就大家共同关心的话题展开讨论。治疗师是治疗的组织者、规则和秩序的维护者、成长路径的引导者、团体成员心理的守护者、思维的启发者、成员内部关系的分析者、团体内部动力流动的解析者，但不是话题讨论观点表达的直接参与者。

3. 治疗过程

（1）起始阶段　定向和探索的时期，基本任务是接纳与认同。
（2）过渡阶段　协助成员处理他们面对的情绪反应及冲突，促进信任和关系建立。
（3）成熟阶段　探讨问题和采取有效行为，以促成成员行为的改变。
（4）结束阶段　总结经验、巩固成效，处理离别情绪。

（四）具体操作技术

1. 确定团体的形式，如结构式还是非结构式，团体是开放式还是封闭式，成员是同质还是异质。
2. 确定团体的规模。
3. 确定团体活动的时间、频率及场所。
4. 招募团体心理治疗的成员。
5. 协助成员投入团体。
6. 促进团体互动。
7. 团体讨论的技术，如脑力风暴法、耳语聚会、菲力普六六讨论法、揭示法等。
8. 其他常用技术，尤其是表达性艺术治疗等方法。

第四篇　心理支持与干预

内容提要

　　生活中每天都会有变化、有挑战，人们在变化中成长，在挑战中学会应对，发展技能。有时在面对超出掌控的应激事件时，人们往往会困在危险中，心身受损，甚至发生更加严重的后果（疾病、疯狂、死亡等）。如何帮助受到危机困扰的人们？如何让人们在危机中度过危险，迎接机遇？本章内容将帮助您学习心理支持与干预技能，完成自助及帮助人们从阴影转向阳光。

第十九章　心理支持与干预概述

一、总论

（一）灾难与危机

　　在人类的生产、生活中伴随着各种各样的灾难。事故灾难和自然灾难都是具有灾难性的后果，不同于自然灾难，事故灾难属于突发人为灾难，是由于人类生产生活活动中的失误或者事故产生的灾难，具有不可预知性、不可抗拒性及造成后果的毁灭性，会对社会公众的心理行为产生巨大的影响，给人们造成巨大的人员伤亡和财产损失。

　　当灾难发生时会对人们产生影响，我们又把这种突然发生、无力应对的生活事件，包括突发公共事件及个人事件，叫作危机事件。所以在某种程度上，危机事件与灾难表达意义相近。而危机是危险与机遇并存的表达词，比起灾难，危机事件的表述更具有积极意义，因为一部分人在事件或灾难中将危险转化为机遇，不断完善成长。

　　心理危机是指由于突然遭受严重灾难、重大生活事件或精神压力，使生活状况发生明显的变化，尤其是出现了用现有的生活条件和经验难以克服的困难，身心处于一种应激状态，以致使当事人陷于痛苦、不安状态，常伴有绝望、麻木不仁、焦虑，以及自主神经症状和行为障碍。

确定是否为危机需同时符合：①存在具有重大心理影响的事件。②引起急性情绪扰乱或认知、躯体和行为等方面的改变，但又均不符合任何精神病的诊断标准。③当事人或患者用平常解决问题的手段暂时不能应对或应对无效。

（二）心理支持与干预

心理支持是指采用劝导、启发、鼓励、支持、说服等方法，帮助受危机影响的人们发挥其潜在能力，提高克服困难的能力，从而促进身心康复，是一种基本的心理治疗方法，可以由非心理专业人员提供，包括亲朋好友。

心理危机干预是指针对处于心理危机状态的个人及时给予适当的专业心理援助，使之尽快摆脱困难，一般由专业人员提供，特殊情况下，如人员不可及时到达，也可由非专业人员经过简单专业培训后提供，以解燃眉之急。

心理危机不是指个体或群体经历的事件本身，而是当事人对自己所经历的困难情景的认知、情绪、行为乃至躯体反应状态。心理危机伴随人的全生命周期，危机干预因覆盖任何产生心理危机的场景，包括：①公共危机事件：自然灾害、事故灾害、公共卫生事件、社会安全事件等。②个人危机事件：自杀、丧失问题，适应问题，矛盾冲突，人际关系失调等。

1. 支持与干预原则　心理危机干预工作应以促进社会稳定为前提，根据整体突发事件处置及救灾工作部署，及时调整心理危机干预工作重点。心理危机干预一旦进行，应该采取措施确保干预活动得到完整地开展，避免再次创伤。以客观科学的态度对待心理危机干预，明确心理救援是应急干预工作中的一部分，需要各部门协同工作。具体原则包括：

（1）安全原则　危机干预的首要目标是保证当事人的安全。

（2）不伤害原则　将当事人利益放在第一位，不能对其造成伤害。

（3）伦理原则　建立良好、安全的专业关系，尊重当事人的尊严与价值观，不评判当事人。在干预过程中与当事人处于平等地位，建立信赖的合作关系。

（4）保密原则　保护当事人的个人隐私，包括当事人个人信息以及受助内容，保密例外的情况除外。

（5）正常化原则　危机事件发生后，心理创伤的出现存在一定的规律和模式，尽管这个模式中的情感体验是痛苦的。心理危机干预队员需强调正常化的理念，当队员向当事人解释这些反应出现是正常的同时，当事人已经主动参与到自己的情绪调整过程中。

（6）主体性原则　相信当事人的主体性，激发危机主体的内在动力，摆脱危机恢复心理平衡。与当事人建立协作关系，建立干预联盟，鼓励其恢复自我意识，重建自尊感和安全感。

（7）聚焦问题原则　个体在危机发生后的应激反应复杂且多变，在遵守一般指导性原则的同时聚焦主要问题，重点解决当事人的情绪冲突和情绪调节问题，当事人的人格问题和其他深层次问题不是干预的主要目标。

2. 支持与干预目标

（1）个体层面 防止过激行为，如自伤、自杀或攻击行为的发生；促进交流，鼓励当事者充分表达自己的思想和情感，也鼓励当事者的自信心和正确地自我评价，提出适当的建议，促进问题的解决；提供适当的医疗帮助，处理昏厥、情感休克或激动状态。心理危机干预的最低治疗目标是在心理上帮助患者解决危机，使其功能水平至少恢复到危机前水平，最高目标是提高当事人的心理平衡能力，使其高于危机前的平衡状态。

（3）群体层面 对当事人进行心理救助，可以防止群体性的心理健康危机的爆发；心理危机干预对当事人安全度过突发事件的危险期，稳定社会秩序、尽快平息危机都有着显著的作用。

3. 参与人员 心理支持与危机干预人员队伍是一支多学科领域的综合性团队。队员为接受专业培训、具有相关资质、可实际参与到心理救援工作中的人员，包括组织协调人员、危机干预专业人员、专家督导组、保障供应人员。队员涵盖多学科背景，包括且不限于精神科专家、心理咨询/治疗人员、护理人员、社会工作者等。

参与人员应具备以下特征：①具有良好的职业道德和团队合作精神，具有良好的个人品质。②身心健康，能承受并较快适应不稳定的工作条件。③有良好的沟通能力和组织能力，能够为危机当事人、志愿者、其他救助人员及社区工作提供心理相关咨询和教育服务。

危机干预专业队员应具备以下特征：①具有相关专业背景和工作能力，具备精神医学、心理学、公共卫生学、教育学等相关专业学科教育背景，无违反行业伦理准则的行为记录。②接受过心理危机干预或心理急救等专业培训，取得相关证书和资质。③定期接受心理健康和精神卫生理论和技能、心理危机干预等方面的专业培训。④熟悉并掌握危机干预的基本理论和技能，能够识别常见心理问题和危机状态，及时对高危人群进行危机干预或转介。⑤熟悉资源链接，向危机当事人提供准确的信息、有效的资源或适当的服务，联合多方资源对危机当事人进行危机干预。⑥心理危机干预过程中，按要求记录并保存危机干预的内容和当事人信息，注意隐私保护，遵守心理卫生服务伦理要求。

二、目标人群与干预形式

（一）目标人群

根据人们遭受突发公共事件影响的方式（直接或间接），可将受灾人群按照对干预需求的强弱，分为以下五级。

1. 一级目标人群 包括突发公共事件的直接受害者，或死难者家属。

2. 二级目标人群 包括现场目击者或幸存者。

3. 三级目标人群 包括参与营救与救护的间接受害人员，主要有医师、护士、精神卫生人员、红十字会工作人员、急救人员、战士、警察等。

4. 四级目标人群 包括突发公共事件区域的其他人员，如居民、记者等，次级受害者家属。

5. 五级目标人群　包括通过媒体间接了解突发公共事件的人。

（二）干预形式

心理支持与干预按照开展的时期可以分为以下四类。

1. 预防性干预　"平战结合，专兼结合"，平常时期针对大众、重点人群的心理健康科普宣传，普及心理解压技巧，对心理热线、心理援助平台等公共心理卫生资源的广泛宣传。

2. 普适性干预　发生危机事件后，了解并预判突发事件或重大灾害可能对大众心理状况造成的影响，通过心理健康教育、心理健康科普传播相结合的方式，为处于危机中的群体提供心理危机干预服务和资源链接。发现可能出现的紧急群体心理危机苗头，及时向上级部门报告，为解决问题献策献议。

3. 针对性干预　发生危机事件后，快速评估风险等级，明确危机干预的目标个体或群体，制定干预方案，对处于危机中的当事人综合应用心理危机干预技术，与健康教育相结合，以个案干预、团体干预、线上干预等多种形式为当事人提供心理危机干预服务。

4. 保障性干预　联络应急处置工作中的其他队伍和资源，制定心理危机干预工作流程和个性化方案，促进形成突发事件或灾后社区心理社会互助网络。

（三）开展途径

心理支持与干预可以利用多种形式进行。

1. 心理健康科普宣传
心理健康科普宣传不受时间限制，最常见的宣传方式如下。

（1）利用媒体和一切可能利用的资源（如地区小广播系统、宣传传单、墙报、群众集会等），向遭受突发事件的民众宣传心理和精神健康知识，宣传应对突发事件的有效方法等，以提高民众对突发事件的心理影响的认识，提升民众应对应激情境的能力。

（2）在危机事件未发生时常态化进行健康宣传，可提高民众的自我心理健康维护技巧。

（3）在危机事件发生时，可帮助有需求的受灾（害）民众提供及时的心理健康维护支持与指导。

（4）在危机事件发生后，可为人们提供心理健康康复指导，尽早回归正常生活。

2. 心理援助热线咨询　突发事件发生后，有需求的民众可通过各级政府、各类行业设立的心理援助热线寻求帮助，获得即时的帮助，较少受时间与空间的限制，简便灵活，覆盖面广，是最主要的心理危机干预方式。

3. 个体 / 集体心理支持　发生危机事件后，对有需要的个体或群体提供有针对性的、个体化的心理支持，可以帮助受灾（害）的个体或尽早调整或补充应对方法与技巧，减少危机事件的影响，促进个体心身健康的恢复，是最具有个性化的危机干预方式。

4. 治疗性干预　如果受灾（害）者接受了个体或集体支持干预后仍然有严重的精神卫生问题，如有严重的失眠，抑郁、焦虑、酒精或药物滥用，有自伤、自杀等情形或言语行为紊乱，出现幻觉、妄想等精神病性症状时可转介给精神科医师开展系统的治疗性干预，包括心理治疗、药物治疗等。

三、症状与评估

（一）不同危机阶段的常见症状

目睹、经历灾难或有亲人遭遇突发事件的人们，对危机的反应通常会经历急性期、亚急性期和恢复期三个不同的阶段。不同阶段对个体的心理有着不同的影响，个体也会有不同的症状与表现。

1. 急性期　急性期为暴露于突发事件后的不久或当时，人们常常经历震惊、否认、讨价还价、愤怒、接受、忧郁五阶段的心理反应。

2. 亚急性期　常为突发事件后 8～12 周，人们常出现急性应激症候群，面临应激情境或遭遇应激事件出现的一系列心理、生理和行为的改变。

（1）生理改变　心跳加快、血压升高、胃部不适、恶心、腹泻、出汗或寒战、肌肉抽搐、肌肉酸痛、头痛、疲乏、月经周期紊乱、性欲改变、皮疹、过敏、烧灼感。

（2）情绪改变　麻木、焦虑、害怕、愤怒、悲伤、抑郁、易激惹。

（3）认知改变　记忆问题、定向问题、注意力不集中、思考与理解困难、不能不想灾害事件、计算、决策困难。

（4）行为改变　工作效率下降、发火、常与人争执、沉默寡言、与人疏远、饮酒、吸烟、用药增加、对人不信任、对环境警觉、回避触发回忆的场所与活动。

3. 恢复期　恢复期起于突发事件后 8～12 周，其重点为创伤后应激障碍的评估和干预。

（二）常见的精神卫生问题

危机事件后，大部分阶段性症状会随着时间的推进、外在支持的提供及个体的保护素质等而逐渐消失，一小部分人群则会因危机事件的复杂性、个性的特质性等因素的影响而发生转归，主要表现为以下精神卫生问题。

1. 急性应激障碍

急性应激障碍实际上是灾害发生后几乎立即出现的心理反应。

（1）患者曾遭遇某创伤性事件，并存在以下两项症状。

1）患者经历、目睹或面对一个或多个事件，它涉及死亡或死亡威胁或产生损伤，或危及自己或他人身体的完整性。

2）患者有强烈的害怕、无助感或恐惧反应。

（2）有下述 3 种以上的分离症状。

1）麻木、与环境脱离或缺乏情绪反应的主观感受。

2）对周围环境的觉察能力减低（如"茫然"）。

3）现实解体（非真实感）。

4）人格解体。

5）分离性遗忘（即不能回忆该创伤的重要方面）。

（3）再体验该创伤事件，如反复地出现的意象、思想、梦、错觉、闪回发作或体验的再活跃感，或者看到该创伤事件的提醒物时感到痛苦。

（4）极力回避能唤起回忆创伤的刺激，如思想、感受、谈话、活动、地方或人物。

（5）明显有焦虑或醒觉性增高的症状，如失眠、易激惹、注意力难以集中、过度警觉、惊跳反应过强、运动性不安。

（6）引起苦恼或者社交、职业或其他重要功能的损害，或者削弱患者进行一些必要的工作能力，如将创伤体验告诉家人以取得必要的帮助或动员人力资源。

（7）持续至少 2 日，至多 4 周，并且精神障碍出现于创伤事件后 4 周以内。

（8）不是由于物质（例如，成瘾药物，处方药物）或躯体情况的直接生理效应所致，也不能用短暂精神病性障碍来解释，也不仅是先前存在的轴 I 或轴 II 的障碍的恶化。

2. 其他精神卫生问题 如创伤后应激障碍、睡眠障碍等。

（三）常用评估量表

症状评估包括心理健康自评问卷（SRQ-20）、12 项一般健康问卷（GHQ-12）、创伤后应激障碍自评量表、焦虑自评量表（SAS）、抑郁自评量表（SDS）、汉密顿抑郁量表（HAMD）、汉密顿焦虑量表（HAMA）、事件影响量表（IES-R）、失眠严重程度指数量表（ISI）、儿童焦虑性情绪障碍筛查表（SCARED）、儿童抑郁障碍自评量表（DSRSC）、应对方式问卷（CSQ）、社会支持评定量表（SSRS）、自杀态度调查问卷（QSA）。

危机干预效果评估包括干预前后情绪的评估，如焦虑自评量表（SAS）、抑郁自评量表（SDS）、症状自评量表（SCL-90）、心理健康自评问卷（SRQ-20）等。

第二十章　常用心理支持与干预技巧

一、切入（沟通）技术

切入技术是与受助者进行初始接触时而采用的沟通技巧，能够促进良好工作关系的建立，是后续心理支持与干预技术进行的基础准备，也是心理支持与干预能否成功的关键。有效地切入技术能帮助受助者建立联结感，促进安全感的建立，发挥支持作用。

（一）原则

切入沟通技术原则包括保密性原则、尊重原则、不伤害原则。

（二）具体操作步骤

1. 切入前的准备

（1）信息收集　包括受助者个人及家庭基本资料、危机情况的类别、影响及损失情况，目前可以利用的资源和获得的支持资源等。

（2）物品准备　能够帮助受助者解决当前急需或者感受到被关心的物品，包括①给儿童准备的健康食品、学习文具、玩具书籍等。②给老人准备的老花镜等。③给女性准备的卫生洁护用品，如卫生巾、换洗内衣裤等。④给体弱或患有疾病的人准备的血压计、体温计等简单体检设备。⑤给刚刚经历危机的人准备的纸巾、温热饮用水、即食食品、保暖衣物、卫生清洁用品等。

（3）关系准备　可以事先与熟悉受助者的人员（受助者的亲朋好友、社区管理人员等）进行沟通，并在其引导或陪伴下与受助者进行联络，可有助于关系的快速建立。

2. 个体切入技巧

（1）自我介绍　如实介绍自己的身份及证明信息，促进信任感的建立。

（2）提供服务　利用自己的专业特长为受助者提供服务，如是医护人员，在征得受助者同意后，提供快速免费的身体检查、保健咨询；如是志愿者，可以询问和观察受助者当下困难与诉求、救助政策宣传，联络相关机构等。

（3）观察回应　在与受助者进行交流时，注意观察受助者的非言语信息，同时调整自己的表情、声调、身体姿势等促进沟通的效果。保持温和适当的目光接触，平静、关切而非评判性的语调、语气、适度的音量，放松而打开的双手，身体略微前倾的姿势。随着受助者谈话的内容变化有适度的手势、目光接触、点头等动作回应。同时，也要观察周围环境，如房间中一些有意义的特殊物品摆设、一直陪伴在旁的家人孩子等，这些都可以作为与受助者交流的切入点，促进关系的建立。

（4）共情反馈　对于受助者的沉默、情绪激动等状态变化采取容纳的态度，并尝试去理解受助者此时此刻的内心状态，同时向受助者反馈你的感受，让受助者感受到你的理解。

3. 团体切入技巧

（1）倾听与讨论　可以利用自然形成的小团体（如饭后在树下纳凉的聚堆人群），主动加入其中，倾听大家的话题，并适度地参与讨论，增加熟悉感，促进沟通。

（2）特色的团体活动　可以利用规律性的活动团体，如广场舞团队、象棋小组等，参与其中并提供后勤服务，逐渐建立熟悉感，获得信息，开展沟通。

（3）团体心理游戏　在充分尊重当地文化习俗的基础上，考虑年龄、场景的限制，结合自己掌握并擅长的团体心理互动游戏，如滚雪球、同舟共济、心有千千结等，使所有成员，包括不认识的成员之间通过游戏，快速、有效地建立关系，为进一步的交流奠定基础。

3. 注意事项　在具体工作中，充分尊重每一位受助者的独特性，尊重个体所在地的习俗与文化、个体习惯等，采取让受助者感到熟悉和安全的方式与他们接触，取得他们的信任，进而开展心理支持与援助工作。

二、心理急救

心理急救是指对遭受创伤而需要支援的人提供人道性质的支持，是采用确证有效的方法在各种灾祸发生后立即对儿童、青少年、成人和家庭提供帮助。心理急救用来减少由创伤事件所引起的苦恼，并且促进个体近期和远期的适应性功能与应付能力。

1. 主要内容　在不侵扰的前提下，提供实际的关怀和支持；评估需求和关注；协助人们满足基本需求（例如食物、水和信息）；聆听倾诉，但不强迫交谈；安慰受助者，帮助他们感到平静；帮助受助者获得信息，服务和社会支持；保护受助者免受进一步的伤害。

2. 适用人群　主要提供给遭受灾祸或恐怖袭击的儿童、青少年、父母／照料者、家庭和成人；灾祸现场目击者、赈灾人员、需要即时接受帮助的人。

3. 注意事项　不要主观臆测幸存者正在体验什么或者他们已经经历什么；不要臆测每个人经历灾祸都将会受创伤；不要把心理反应病理化。大多数的急性反应是可以理解的、在经历灾祸者中预期会出现的。不要把反映说成是"症状""诊断""紊乱"；不要用高人一等或者自以为是的口气对幸存者说话；不要专注于他们的问题或困难（无助、软弱、错误或残疾），要专注于他们的资源（在灾祸期间和目前现状中已经有效的助人行为）；不要臆测所有的幸存者想要说话或需要和你说话；不要询问灾祸发生的详细情节；不要推测或提供不准确的信息。

三、哀伤辅导

人的一生中可能会经历各种丧失，如亲人的去世、物品的遗失、角色地位的消逝、关系的破裂等，而哀伤是丧失后的重要过程，不能回避。帮助在丧失中受到创伤的个体，哀伤辅导是一项非常重要的技术与恢复过程，可以帮助哀伤者面对丧失，修通困扰，接受并建立新的关系，促进自身的恢复或改善，重建自我，在接纳痛苦中获得成长。

（一）哀伤反应的表现

1. 情绪情感　悲伤、愤怒、愧疚、自责、焦虑、孤独感、无助感、惊吓、否定、解脱、麻木。

2. 意志行为　拒食 / 过度进食、恍惚、回避或沉浸于某种行为中（如饮酒、游戏、赌博、反复打扫清洁等）、梦魇、叹气、持续的过度活动、哭泣、避开逝者的遗物、接近逝者常去的地方或保留逝者的遗物完整。

3. 生理表现　睡眠障碍、躯体紧张、喉咙发紧、对声音敏感、呼吸急促有窒息感、肌肉软弱无力、缺乏精力或经常出现某种躯体症状（逝者生前的特征性症状）。

4. 认知表现　否认事实、困惑、沉迷于对逝者的思念、相信逝者还存在，看待事物缺乏真实感，对自己的指责与内疚。

（二）哀伤辅导的目标

帮助度过正常的悲哀反应过程；能正视痛苦；表达对死者的感情；找到新的生活目标。

（三）哀伤辅导过程与步骤

第一步：陪伴受助者逐渐接受丧失的事实。当丧失发生时，人们不一定能够立刻接受，常常会否认、拒绝，这是人们自我保护的正常现象，意义在于将瞬间的冲击量分散到数个单元时间内，进而降低单位时间的冲击量，以保证身体能够承受。要允许接纳这种现象，陪伴受助者用自己的节奏去接受事实，保证受助者的身心安全，防止危险行为发生。

第二步：鼓励受助者适度表达情绪。告知受助者的各种情绪都是在丧失状态下的最正常反应，鼓励讲述各种回忆、经历、对逝者的评价、遗憾等，在积极的回忆内容上适当的增加引导，强化内在的支持，必要时可以采用绘画、角色扮演等技术促进表达，允许受助者哭泣。

第三步：依托哀伤仪式活动处理依附情结。协助受助者利用本地文化习俗中的哀伤仪式完成告别。必要时通过告别信、空椅子技术、角色扮演等帮助受助者处理潜在的情感，解除与逝者之间的依附情结。

第四步：探讨新的生活目标并灌注希望。帮助受助者寻找资源、建立新的支持关系、讨论健康的应对策略，树立目标并见诸行动。

（四）哀伤辅导注意事项

哀伤辅导人员应为接受过规范、系统的哀伤辅导技术的培训、督导人员；处理哀伤时要进行风险评估，防止自杀等风险行为；要对受助者有充分的了解，按照受助者的节奏选取适当的时机进行辅导。过早则会影响受助者的自我成长，过晚可能会激发风险行为；必要时进行转诊及专科治疗。哀伤是每一个人都会经历的过程，要相信受助者自身的资源，多关注鼓励，而非干预。

四、稳定化技术

稳定化技术是帮助受助者在经历创伤影响后，使用一系列的调整，重新建立内在心身稳定状态的方法与技术。

1. 关系的稳定化　寻找现有或潜在的人际关系，如监护人、陪伴照料者、可以提供持续服务的志愿者、社区团体等，获得系统而持久的支持，获得联结感。

2. 生活规律的稳定化　在现有的条件下，尽可能保持原有的作息规律、进食习惯、娱乐兴趣方式、运动锻炼模式等，获得熟悉感。

3. 躯体状态的稳定化　监测血压、脉搏、呼吸、体温等基本生理指标，并通过一系列自主的调整（呼吸放松等）或外在的干预（药物、按摩针灸、冰水实验等），保证身体的健康状态。

4. 认知观念的稳定化　通过学习发展一系列的适应性认知观念，如看待事件的多样性（危机是危险和机遇并存等）、理解躯体症状的意义（是对非正常状态下的正常反应）、接纳行为的改变（所有行为都是有功能的、症状是解决问题的一种工具或途径）等，促进认知的发展，并与相应的情境匹配，进而指导建设性、适应性的情绪与行为。

5. 情绪的稳定化　由受过专业培训的人员进行指导，让受助者将注意力集中在呼吸和其他放松方法上，促进情绪的稳定与转化，常分为安抚技术和分离技术，安抚技术可增加受助者的安全感或自我力量，包括安全岛技术和内在智者等；分离技术可使受助者与创伤经历保持距离，包括保险箱、屏幕技术等。

6. 其他的稳定化　运用倾听、理解、积极关注、共情、支持等技巧与受助者接触建立关系，尝试将受助者的注意力集中在援助者和心理辅导上，而不是去关注他内心正在发生的激烈动荡。必要时可以利用专业人员提供的药物保证受助者的身心稳定状态。

五、放松技术

放松技术是指帮助受助者通过训练有意识地控制自身的心理生理活动、降低人体唤醒水平，改善紊乱功能的一种练习过程。放松训练的直接目的是使肌肉放松，最终目的是调整受助者因危机事件造成的生理心理功能失调，达到心理上的松弛，从而使人体保持内环境平衡与稳定。

（一）放松训练的种类

1. 呼吸放松训练　请来访者选择最舒适的姿势（坐姿：坐在椅子上，身体挺拔，腹部微微收缩，双脚着地，双目微闭。卧姿：平躺在床上或沙发上，双脚伸直并拢，双手自然伸直，放在身体两侧，双脚与肩同宽，双手自然下垂）。把注意力集中在腹部肚脐下方；用鼻孔慢慢地吸气，想象好像空气从口腔沿着气管到肺部，腹部随着吸入的气不断增加慢慢地鼓起来；吸足气后稍微停顿一下，不要马上呼出，以便氧气与血管里的浊气进行交换；当呼气的时候，想象空气好像从你的鼻腔或口腔慢慢地流出而不是突然呼出。可以在吸气时想象舒适的感觉、力量感、愉悦感随着吸气在身体里一点点荡漾开来；呼气时，想象身体里的各种不适感、压力、痛苦随着呼气一点点排出体外，身体感觉越来越轻松。

2. 肌肉放松训练　肌肉放松训练通过让人有意识地去感觉主要肌肉群的紧张和放松，从而达到放松的目的，分为主动式肌肉渐进放松训练和被动式肌肉渐进放松训练。选择一个舒服的姿势，可以靠在沙发上或躺在床上，使受助者有轻松、毫无紧张之感受。环境要保持安静，光线柔和，尽量减少无关刺激，以保证放松练习的顺利进行。放松的顺序：手臂部→头部→躯干部→腿部，可对此顺序进行新的编组排列，治疗者可根据情况下达放松指令。治疗者教来访者放松时可做两遍，第一遍治疗者边示范边带受助者做，第二遍由治疗者发出指令，受助者先以舒服的姿势闭眼躺好或坐好，跟随治疗者指令进行练习。

3. 想象放松训练　请受助者找出一个曾经经历过的、给自己带来最愉悦感觉的、有着美好回忆的场景，可以是海边、草原、高山等，用自己的多个感觉通道（视觉、听觉、触觉、嗅觉、运动觉）去感觉、回忆。步骤：导入。进行呼吸放松和 / 或肌肉渐进放松训练，目的是帮助受助者进入意识转换状态。治疗师用语言暗示某个场景，受助者按照指示的方向进行自由联想。若受助者没有按照治疗师指示的方向进行联想，这时候要跟随受助者的想象方向。训练过程中，受助者会报告自己想象的内容，治疗师的任务就是按照受助者想象的内容来深化和推动受助者的想象。适当询问受助者想象的细节，细节越丰富，意味着受助者进入想象的世界中越深入。同时，还要恰当地询问受助者内心的情绪感受和躯体感受。

（二）放松训练注意事项

治疗师语速语调要柔和、平稳、流畅。放松训练结束时要注意逐步唤醒，不要让受助者突然睁开眼睛。指导用语的原则遵循简单、重复和可预期原则，可以让来访者获得安全感。对于经历危机事件后不久，处于应激反应期的受助者，不建议使用想象放松，因为一旦进入意识转换状态后很可能情绪失控，容易对其造成二次伤害。

六、紧急事件应激晤谈

紧急事件应激晤谈是一种有组织地处理应激反应的方法，由情感宣泄、治疗师的支持和安慰、调动资源三个部分组成。一般在危机事件结束的 24 ~ 48 小时之内开展。应激晤谈进行的过程中，5 ~ 8 个人围成一组，在主持人的引导下进行六个步骤的讨论交流，从而帮助改善对事件的认知、评价、情感支持，从而起到心理支持和安抚的作用。

紧急事件应激晤谈步骤如下。

1. 导入期　主持人介绍、解释过程和方法，向参加者强调晤谈的基本原则，保密原则，不随意走动的原则，不能记笔记，手机关闭或置于振动挡。

2. 事实期　主持人请每个参与者做简短的自我介绍，同时介绍在事情发生的过程中，当事人的（视听嗅味触）感受，每个人 2 ~ 5 分钟，鼓励参加者发言，不做批评判断，同时提醒参加者讨论后有可能使症状进一步加重。这个过程只讲事实，不涉及当事人的情绪反应。这个过程可以帮助大家从多维角度分享了解事件的过程，激发对事件的重新认知。

3. 感受期　主持人鼓励每一个参与者讲述经历应激事件时最初的想法，由事件引起的想法的改变、表达情绪，帮助参加者识别事件中强烈的情绪，并指出情绪反应是对非正常情境的正常反应，此时要给予及时的关怀。这阶段情绪的识别与讨论是创伤愈合的重要环节。这个过程可以帮助大家在听取他人分享时注意到与自己类似的症状，实现症状正常化的构建，从而降低对自身症状的恐慌。

4. 症状期　主持人依据从心理、生理、认知、行为等各方面按照时间顺序进行回顾，确定每个人出现的症状，请参与者讨论其经历并导致其家庭、工作、生活发生了什么样的变化。这个过程中要避免将个体的反应病理化，避免使用症状，不要贴上疾病的标签。这个过程帮助大家重新建构症状的意义与功能，挖掘症状背后的资源。

5. 辅导期　主持人介绍正常的反应和适应性应对，指出参加者描述的情况非常符合严重压力的表现，是健康人面对异常情况的正常反应，不必过于担心，强调适应能力，讨论积极的适应与应对方式。这个过程促进资源共享与相互的借鉴与学习。

6. 再入期　由主持人总结晤谈过程、回答问题、提供保证、消除顾虑，并讨论行动计划。建议每一个人安排时间让自己忙起来，不要觉得自己是异常的，尽量避免物质滥用，寻求别人的帮助，保持正常的生活方式。这个阶段要强调相互支持，为需要进一步心理治疗的人提供转介信息和服务。

七、自杀的应对与辅导

危机可能会带来心理失衡，包括情绪、认知、行为及躯体的相应反应，甚至出现自杀意念及自杀行为，给生命带来极大危险。因此，关注及预防自杀是心理支持与干预的一项重要工作。

（一）目标人群和自杀线索

1. 自杀风险高危人群

（1）有重大丧失的人群，包括亲人丧失、重大财产经济损失。

（2）既往患有精神障碍病史；既往有酒精滥用或药物依赖等。

（3）患严重躯体疾病（截瘫、截肢、终末期/致残性疾病等）。

（4）社会支持系统缺乏或不足，如空巢老人、离异、寡居或独身等。

2. 常见自杀的线索

（1）危机后常常谈论死亡、自杀，有想死念头。

（2）问一些涉及死亡的可疑问题，如"怎样死可以少点痛苦""哪种死法可以体面一点"等。

（3）经常保留、搜集一些危险物品，如绳索、玻璃片等。

（4）人际交往态度及行为模式发生转变，对亲人异常关心，对以前有矛盾人格外宽容；

（5）放弃个人喜爱之物，安排"后事"；改变生活方式，喜欢独处；抑郁、焦虑等情绪改变，症状突然加重或突然减轻等。

（二）自杀的评估和预防措施

1. 自杀严重风险的单四级评估

1 级：仅仅感到生活有些悲观。

2 级：在悲观的基础上感到绝望，有不想活的想法。

3 级：有自杀的计划，例如去勘察过场地，准备药品等。

4 级：自杀实施未遂。

2. 有关自杀的错误观念

（1）与有自杀倾向的人讨论自杀并诱导其自杀。

（2）威胁别人说要自杀的人不会自杀。

（3）自杀未遂后，自杀危险可能结束。

（4）自杀是一种冲动性行为。

3. 危机后自杀预防

（1）加强对自杀的筛查与评估能力。

（2）对有自杀风险的人群家属进行相关预防知识培训。

（3）对自杀相关物品进行严格管理，限制接触与自杀相关的各种器具、生活用品及药品等。

（4）加强自杀高危人群的识别和转诊，加强灾区原有精神障碍患者的治疗和随访，建立社会支持体系。

（5）强化社会及家庭支持网络开设预防自杀热线，建立预防自杀关怀网站，也可设置自杀预防心理咨询点。

（6）加强自杀预防相关知识的宣传普及，进行生命教育，提高群众对抑郁、创伤后应激障碍（PTSD）等心理问题的识别能力。

4. 自杀危机干预措施

（1）提供安全和保护，及时转诊至精神卫生相关医疗机构。

（2）贯穿始终地进行危机评估，包括对危机事件性质、个体经历危机事件后的生理反应、心理反应、个体应对机制、支持系统和其他资源的评估及危险性评估（如自伤或伤人等）。

（3）引导宣泄与表达情绪，请受助者倾诉所有的他愿意交谈的内容，干预者要用"心"倾听，做到最大限度的共情。

（4）帮助受助者发现并利用自己的正性资源，如正能量、个体优势等，让受助者全面客观地认识自我价值。整合积极资源充分利用有利的外部资源，包括家人、朋友、社区及社会资源，建立有效的社会支持体系。

（5）提高受助者对应激事件的应对能力，重建生活希望与信心。干预者可与受助者及家人共同计划未来生活，让受助者学会用合理认知代替不合理认知；学会安排积极、具体及有益的行动，恢复和建立新的人际关系，增强受助者自信，勇敢积极地面对现实生活。

第二十一章　心理支持与干预重点

一、概述

世界上每天都会发生各种各样的危机灾难。不仅给人们造成巨大的人员伤亡和财产损失，也给社会公众的心理行为产生巨大的影响，如果这种状态持续下去，就有可能造成当事人剧烈的心理痛苦及社会功能损害，严重时会发展到精神崩溃或自杀的程度。因此，正确处理危机、进行必要的危机干预显得极其重要。

危机干预是对处于心理失衡状态的个体进行简短而有效的帮助，使他们度过心理危机，恢复生理、心理和社会功能水平。危机干预是短程和紧急心理治疗，本质上属于支持性心理治疗，是为解决或改善当事人的困境而发展起来的，以解决问题为主，一般不涉及当事人的人格塑造。危机干预的时机以危机急性阶段最为适宜。

危机灾难包括以下四类：①自然灾难：地震、泥石流、台风、水灾、雪灾、旱灾等；②突发公共卫生事件：食物中毒等；③安全生产事故：火灾、交通事故、工厂爆炸、垮桥、空难、海难、矿难等；④复杂情况：战争（境外公民撤回）、恐怖袭击、人质劫持等。

二、突发事件的支持与干预

（一）火灾

火灾不仅可以造成人们生命财产的损失，同时也会对人们的心理产生直接或间接的影响，波及范围广，影响人群多。

1. 重点干预人群

（1）火灾直接受害者、死难者家属。

（2）火灾现场目击者、幸存者。

（3）参与营救人员包括消防队员、医师、护士、警察、记者。

（4）火灾区域的其他人员、次级受害者家属。

（5）通过媒体间接了解火灾的人。

2. 心理危机干预要点

（1）危机评估　危机干预评估，在整个心理危机干预过程中起着非常重要的作用。危机干预人员通过评估，迅速而准确地了解个体的危机情景及反应。此外，评估必须贯穿于整个干预过程的始终。

（2）制定计划　帮助当事人制定出一个切实可行的计划，充分利用外部资源，并且调动当事人内在应对机制，也就是说，当事人能够理解并加以执行的具体、明确的各行动步骤。

（3）获得承诺　帮助当事人对自己做出承诺，保证以实际行动实施具体的、积极的行动计划。具体做法为当事人复述一下计划即可，一定要从当事人处获得诚实的、直接的承诺保证。

3. 心理危机干预技术

建立良好关系是心理危机干预的前提和基础。只有在信任、真诚、安全、接纳的氛围中，当事人才更容易接受心理支持，建立良好关系的技术包括倾听技术、询问技术、语言反馈技术和情感表达技术。

（1）个体心理危机干预技术　根据当事人的不同情况和心理危机干预者的专长，采取相应的心理危机干预技术，包括支持性心理疗法、当事人中心疗法、放松疗法、系统脱敏疗法等。

（2）团体心理危机干预技术　紧急事件应激晤谈技术，应用在灾难发生后的 24 ～ 48 小时，整个过程持续 2 ～ 3 小时，每次 8 ～ 10 人采取结构化小组谈论的形式，引导幸存者谈论应激事件，通过系统的交谈减轻心理压力，当事人自愿参加。

（二）交通事故

随着现代化社会的快速发展，人民生活水平不断提高，驾驶机动车辆人数剧增。据统计，截至 2022 年 3 月，我国机动车持有量超过 4 亿辆，随着机动车的增多，交通运输事故呈逐年上升趋势。同时，隧道交通事故、地铁交通事故、火车飞机等交通事故对社会影响巨大，严重危及人民财产和生命安全，给人们造成了心理危机，成为事故灾难的重要组成部分。

1. 重点干预人群

（1）交通事故中的幸存者、死难者家属。

（2）交通事故目击者、交通事故附近人员。

（3）参与营救人员，包括消防队员、武警、医师、护士。

（4）交通事故次级受害者家属。

2. 心理危机干预要点

交通事故的特点一般是突然发生的，可能会造成重大的人员伤亡、财产损失，对社会公共安全影响较大。交通事故发生后，遇难者家属可能出现极度愤怒、抱怨、情绪激动等表现。心理危机干预者的主要工作要点如下。

（1）对遇难者家属的情绪状态进行干预，首先耐心地倾听，并对他们的目前处境表示理解。

（2）帮助干预人群适当的宣泄情绪。

（3）根据掌握的信息，帮助遇难者家属进行心理健康重建。

（4）根据干预人群现状寻求社会支持。

3. 心理危机干预技术

（1）倾听与理解　交通事故发生后，遇难者家属处于极度的悲伤情绪中，以理解的心态去倾听，并给予适当的回应，让对方觉得被尊重，同时理解的倾听有助于良好关系的建立，建立良好的治疗关系就成功了一大半。

（2）支持性心理疗法　支持性心理疗法的基本技术包括：①支持与鼓励。②倾听与共情。③说明与指导。④控制与训练。⑤改善处事态度。以上技术可帮助当事人面对现实、接受事实、并进行自我调适。

（3）放松训练　经历过交通事故的幸存者，常表现出肌肉紧张、心悸、呼吸加快等自主神经兴奋和惊恐不安等表现，放松训练不仅对精神紧张、神经症疾病疗效显著，对于应激相关心身疾病也有比较好的疗效，常用的放松训练方法有渐进性肌肉放松、自主训练，以及近年来新兴的生物反馈放松疗法。

（三）自然灾难

【案例】

震后 3 天，某市中心医院骨科病房由灾区转入一位女患者，24 岁，工人，已婚，未育。患者 3 天前以"胫骨开放性骨折"入院，入院行"切开复位固定"术，术后伴疼痛、发热。患者很少与医护人员交流，神情呆滞，经常默默流泪，总说病房有血腥味，病床不稳、有摇晃感，恶心，没食欲，睡眠差，梦中喊叫。患者和家人目前与其丈夫失联（已确认罹难）。患者对此已隐约感到，在与家人通话中，反复询问丈夫情况，担心遭遇不测，担心将来生活，不知所措，有时情绪不稳，无故迁怒医护人员。

1. 重点干预人群

（1）经历灾难的人群包括儿童、青少年、成年人、老年人等，并进行分组。

（2）参与灾难救援的人员包括志愿者、军人、医师等。

2. 心理危机干预注意事项

（1）心理急救人员在出发前，要做好个人物品准备和身心评估与检查。

（2）要建立心理急救人员定期的心理减压和督导机制。

（3）坚持属地化原则，心理救援工作仅是危机干预工作体系中的一部分。

（4）注意文化中的积极因素和禁忌。

（5）建立保密机制，并告知服务是在自愿参与前提下开展的。

（6）建立关系最好的方法是从现实需求出发，如食物、水等。

（7）开展服务时应考察场地是否会发生次生灾害的可能，确保人身的安全。

（8）因自然灾害致残的人员，如果条件允许，尽可能安排心理干预人员现场陪伴，关注并接纳患者的心理反应。

（9）要注意处理急性应激反应和可能出现的抑郁、自杀等严重问题，及时寻找专业人员的帮助。

（10）见面时目光中不要显示出奇怪或好奇的样子，不能把目光停留在残疾部位，尽量用正常的目光看待他们。

（11）如有丧亲和肢体残疾的人交流时，不要主动强迫提及伤感话题。特别注意回避与缺陷有关的词语。

（12）心理急救的目标是减轻痛苦的感受，提供帮助，不是心理治疗也不必采用专业技术。

（13）不要使接受帮助的幸存者对心理急救人员建立依赖，要鼓励其在力所能及的范围内积极融入自己的社会系统，尽早适应灾难后的生活。

（四）突发公共卫生事件

突发公共卫生事件是指突然发生，造成或者可能造成社会公众健康严重损害的重大传染病疫情、群体性不明原因疾病、重大食物和职业中毒及其他严重影响公众健康的事件。

1. 重点干预人群

（1）感染者、隔离中的密接人员。

（2）因病死亡者家属。

（3）参与事件的救援者，如医护人员、公安、基层工作人员、媒体从业者等参与抗疫的一线人员。

（4）观看事件报道的人员、救援人员家属等。

2. 心理危机干预要点

（1）了解需求、接纳情绪。

（2）注意防护，避免感染。

（3）提供人际支持。

3. 心理危机干预技术与流程

（1）识别情绪　人的基本情绪包括快乐、愤怒、悲哀、恐惧四大类，也就是说这些情绪是一个正常人的基本情绪体验，在不同的境遇下，人们可以出现这样或那样的情绪反应，其实它是没有"好"和"坏"之分的。

（2）情绪合理化　如面对隔离人员出现的焦虑、抑郁、害怕等情绪反应，我们称其为"非正常时期的正常反应"，帮助自己和群众识别和接纳这个"坏情绪"，并与它和平共处。

（3）评估需求　评估情绪背后的需求，尽最大可能给予他们生活上的关注和关照，解决近乎琐事的实际问题，学会看见情绪背后的东西。

（4）心理支持　给予积极、鼓励性的心理支持，对于辖区内的情况给予专业解答和告知，并给予积极关注和安慰、鼓励。

（5）身体与情绪对话　让身体与情绪对话是常用的行为疗法，如蝴蝶拍、八段锦、身心防护操、小视频中的一些手势舞等。

（6）及时治疗　对于严重影响正常生活的精神和心理问题，应找精神科医师会诊，必要时给予药物治疗。

第五篇　精神障碍的预防与康复

内容提要

任何一种疾病，预防、治疗和康复都是不可分割的三个组成部分。对于绝大多数精神障碍患者，目前治疗方法和治疗技术比较局限，治疗效果还不够理想。不少精神障碍呈慢性、发作性病程，并有可能导致不同程度的功能残疾。因此，预防和康复便成为精神障碍干预过程中的重要环节，从疾病全程管理的角度来讲，有时甚至比治疗更为重要。本篇重点介绍精神障碍的三级预防及常见精神障碍的康复管理。

第二十二章　精神障碍的预防

一、概述

预防精神病学是临床精神病学范畴的延伸及重要组成部分。随着现代化生活节奏的加快，社会变化加剧、家庭结构改变、支持系统的变化、竞争的压力，导致精神障碍患病率不断增加，精神障碍的预防日益受到各国、各地医学家们的密切关注。精神卫生服务已从单纯的治疗精神障碍，转移到预防、治疗和康复并重的全程服务。

由于精神障碍的病因未明，世界各国的精神病学家正在对其进行积极探索，对大多数精神障碍的病因暂时没有定论，所以目前开展精神障碍的一级预防，即病因预防的条件尚未成熟。目前在社区主要是识别和干预已知的导致精神障碍的各种危险因素。精神障碍的二级预防，即对精神障碍患者的早期发现、早期诊断和早期治疗，以利于早日控制其病情进展和促进其尽快恢复健康，简称为"三早预防"。

精神病学家正在社区中研究探讨各类精神障碍的二级预防的方法和措施，实践证明有的精神障碍，如神经症和精神发育迟滞伴发精神障碍等是可以进行二级预防的。精神障碍的三级预防，包括积极主动地诊治康复已经患病的精神障碍人群、进行精神障碍危机干预、预防精神障碍复发、防治精神残疾的发生和促进精神障碍患者康复并早日回归社会，是当今社区精神卫生服务的主要内容。

二、精神障碍的分级预防

（一）工作目标和理念

1964年，Caplan首先倡导对预防精神障碍的重视，并提出了"三级预防"模式，对精神病学实践产生了巨大影响。世界各国结合各自不同的社会体制、文化与民族特点，综合性地开展了精神障碍的预防工作。

我国对于精神障碍预防的最高工作目标是预防精神障碍的发生。现实工作目标是降低精神障碍的复发率，减轻残疾程度，尽力提高精神康复和社会康复的水平。精神障碍防治工作理念是以人为本，"医院－社区－家庭"服务一体化，诊治康复全程连贯。

（二）精神障碍三级预防

1. 一级预防　一级预防即病因预防，属于最积极、最主动的预防措施。通过消除或减少病因或致病因素来防止或减少精神障碍的发生，最终消灭此类疾病的发生。然而目前许多精神障碍的病因仍然未明，因此针对精神障碍一级预防难度较大。其主要内容如下。

（1）广泛宣传"每个人是自己心理健康第一责任人"健康意识，充分加强精神卫生知识的普及与宣教，提高公民心理健康素养水平，及时提供规范心理健康服务，是减少与各种应激相关的心理行为问题发生的有效途径。

（2）大力加强精神医学基础理论的研究工作。与精神医学相关学科合作，深入探讨精神障碍的病因和发病机理，这是从根本上预防精神障碍发生的基础。

（3）对某些病因较为明晰的精神障碍，应采取果断措施，杜绝疾病的发生。如有明确的病因精神发育迟滞，做好婚前检查、监测遗传性疾病、做好围生期保健、避免围生期并发症、防止和尽早治疗中枢神经系统疾病是预防智力发育障碍的重要措施。

（4）对一些易患精神障碍的"高危人群"，包括具有特殊心理素质者和从事高心理压力职业者，采取相应的心理干预措施，提供心理宣泄的途径，预防和减少精神障碍的发生。

（5）定期进行精神障碍的流行病学调查，研究精神障碍在人群中的发病率、发病规律、影响因素及分布情况等，结合地区人口构成的变化，为相关部门制定规划、进行决策，从宏观上预防精神障碍的发生提供依据。

2. 二级预防　二级预防的重点是对精神障碍的早期发现、早期诊断、早期治疗，并争取在疾病缓解后有良好的预后，防止复发。由于许多精神障碍具有慢性或亚急性起病，症状隐匿，临床表现缺乏明确特征性等特点，往往失去及时干预、及时处理的机会。因此，精神障碍的二级预防是精神障碍防治工作中极为重要的环节，这是对许多精神障碍的病程转归及预后有重要影响的措施。其主要内容如下。

（1）积极、深入且有计划地向广大群众宣传精神障碍的相关知识，让人们能初步认识精神障碍，提高早期识别精神障碍的能力。同时，改善对精神障碍及精神障碍患者的不正确看法，消除社会偏见和歧视，及时就医，把疾病控制在萌芽状态。

（2）对已经发现的精神障碍患者应接受合理、系统的治疗，争取使疾病达到完全缓解。同时，做好出院患者的定期随访工作，使患者能接受及时而有针对性的医疗指导与医疗服务，减少和防止疾病的复发。

（3）综合性医院要通过培训、继续教育等形式，对全体医护人员进行精神医学知识培训，加强基层医疗卫生机构临床医师心理健康服务知识和技能培训，提高非精神科医师对常见心理行为问题和精神障碍早期识别能力，早期发现、早期治疗精神障碍患者。

3. 三级预防 三级预防的要点是做好精神残疾者的康复训练，最大限度地促进患者社会功能的恢复，减少功能残疾，提高生活质量，减少精神障碍的复发。并将这一工作深入到初级卫生保健系统之中。其主要内容如下。

（1）积极谋求政府部门对精神障碍康复工作的重视和支持，协调各相关部门建立健全精神卫生医疗机构、精神障碍社区康复机构，以及社会组织、家庭相互衔接的精神障碍康复服务体系。

（2）住院治疗是精神障碍康复的第一步，在住院期间积极开展对患者生活行为的康复训练、学习行为的技能训练、就业行为的技能训练，促使患者能够顺利地从医院过渡到社区。

（3）在社区康复机构，对经过治疗、病情趋于稳定的患者，进行多种形式的康复训练。让患者正确认识疾病，进一步正确认识自己，克服性格弱点，正确应对现实生活中的各种心理社会问题和矛盾。同时，督促患者按时按量服药，防止疾病复发，减少残疾，使患者最大限度地恢复心理和社会功能。

（4）动员家庭成员支持和参与精神障碍患者的康复活动，家属的积极投入、认真照顾、恰当的情感表达并以正确的态度对待患者，可显著减少来自家庭和社会环境的不良影响，促进患者的康复。

（5）关心和满足患者的合理要求，重视心理、社会环境对疾病预后、复发的影响，想方设法、妥善解决精神障碍患者恢复工作与重新就业问题，这对患者良好心理状态和社会功能的维持有重要作用。

第二十三章　精神障碍的康复

一、概述

（一）精神康复的概念

精神康复（psychiatric rehabilitation）是康复医学在精神卫生领域的实践应用，其主要服务对象是各种精神障碍患者，通过现代康复治疗技术与药物治疗、心理治疗地有机结合改善或恢复受损的精神活动，使患者重新获得独立从事工作、操持家务的能力，能以与其年龄、性别、教育与文化背景相适应的角色参与社会活动，恢复其社会功能，有效提升精神障碍患者的生活质量。

从疾病预防的角度来看，精神康复属于第三级预防的范畴，针对诊断明确的患者采取适时、有效的处置，促使功能恢复，减少功能残疾；对已丧失社会功能的患者通过康复医疗措施尽可能恢复其社会功能，延缓疾病衰退，提升患者生活质量，降低社会负担。

从其本质而言，精神康复不是单一的医疗行为，需要包括医师、护士、社工、心理治疗师、职业规划师、志愿者、家属等不同专业、不同背景的专业人员参与，相互配合，取长补短，从不同的视角对患者进行康复评估，制定科学的康复计划并确保按照计划对患者进行康复训练。

（二）开展精神康复的意义

目前，我国各类精神障碍的患病率呈现逐年上升趋势，精神障碍累及到很多大脑的复杂高级功能，存在复发率高、致残率高的特点。临床上精神障碍持续一年以上未痊愈，存在认知、情感和行为障碍，部分或全部失去以正常方式从事个人或社会生活能力，即可判定为精神残疾。近年来国内各类精神障碍造成的社会、家庭负担已经超过心脑血管疾病、呼吸系统疾病和恶性肿瘤，占到所有疾病总负担的大约1/5，高居疾病总负担榜首。

精神康复的直接受益者是患者和患者的家庭，通过训练有效保持和恢复患者的社会功能，教导患者适应与疾病共存的生存状态，帮助弱势的精神障碍患者群体更有尊严地生活，帮助精神障碍患者家庭有效降低疾病负担。此外，精神康复可以有效延缓患者衰退，降低精神障碍致残率，投入低，收益高，可使有限的医疗资源服务于更多患者，减轻社会负担，维护社会稳定。

（三）精神康复的工作要点

1. 基本原则 精神康复是通过综合运用多种方法对精神病患者开展功能训练，使其身体、心理及社会功能方面得到全面康复，最终重返社会。功能训练、全面康复、重返社会提高生活质量是精神康复的三个基本原则。

（1）功能训练 精神康复的方法和手段。通过多种形式的功能训练，恢复患者的功能活动，如躯体运动、心理活动、语言交流、日常生活、职业活动和社会生活等。

（2）全面康复 精神康复的准则和方针。全面康复是指躯体、心理及社会功能方面实现全面的、整体的康复，也指在医疗康复、教育康复、职业康复、社会康复四大领域中获得全面康复。因此，康复不仅针对功能训练，而且要使患者生理、心理、社会全面恢复，重新融入社会。

（3）重返社会 精神康复的最终目的。促进康复对象成为独立自主和能够实现自我价值的人，重新参与社会生活并履行应负的责任，实现个人价值，促进患者逐步回归社会。

2. 服务对象 以往的工作和研究常把精神康复的重点放在病程长、功能缺陷明显的慢性疾病患者身上，甚至有人认为精神康复的服务对象仅限于精神分裂症患者。实际上，很多种类的精神障碍如双相情感障碍、抑郁症、神经症、人格障碍等精神障碍严重也会产生认知、情感和行为障碍，严重时也可以达到精神残疾标准。精神康复的服务对象应该包含所有种类的精神障碍患者。

3. 工作内容 区别于普通临床诊疗，精神康复不仅仅是关注对疾病本身的治疗，而是着眼于患者整体的功能康复，主要工作内容可以概括为以下几个方面。

（1）医学康复 即针对患者所患的精神障碍进行系统、科学的临床诊疗。精神障碍普遍存在高复发率的特点，很多重症精神障碍患者会陷入"发病入院 - 好转回家 - 复发入院"的怪圈。因此，精神科医师不仅要针对患者病例特点设计好治疗方案，还需要向患者和家属做好健康宣教，帮助患者和家属认识到急性期住院治疗后，虽然患者的精神病性症状得到了控制，但仍需要长时间的维持巩固，防止疾病复发。

（2）心理康复 心理干预是精神障碍患者康复治疗的重要组成部分。精神障碍的发病有其生物学基础，但周围环境对患者的影响也是不容忽视的。心理康复着眼帮助患者摆脱心理痛苦，促进患者健康人格发展，帮助患者发挥自身潜能。建立良好医患关系是心理康复的必要前提，而患者是心理康复的核心。同时，不能忽视对患者家属或陪伴人员的关注，在充分评估者心理状况的前提下，针对不同患者心理康复需要，可以提供心理咨询与疏导、心理支持、个人与集体心理治疗、家庭治疗等综合性的服务。

（3）社会康复 同时从患者层面和社会层面采取措施，帮助精神障碍患者重返社会，促进社会接纳精神障碍患者。

1）患者层面：训练患者基本的生活技能和社交技能，促进其社会功能的恢复。帮助患者适应带着症状工作、学习、生活的状态，小到与家人一起做饭、买菜，大到独立生活、处理复杂的生活事件。大多数重症精神障碍患者都存在人际互动或者适应环境障碍，康复治疗需要帮助患者学会理解自己和周围人的情绪，恰当地进行人际沟通，维持良好的人际关系，适应不同的环境。

2）社会层面：为患者提供完善的支持系统。精神障碍患者由于其疾病的特殊性质，导致其社会功能的丧失，常常需要家属或社会的帮助和支持。精神康复需要为这类人群提供一个安全依赖的环境，在这个环境里，患者可以放心地表达自己内心真实的情感，可以模拟真实的生活环境训练自己的社交技能，看到同伴的成功也会受到激励。

（4）职业康复　职业康复恢复就业，取得就业机会。我们每一个人在社会生活中都会扮演不同的角色，在父母面前我们是女儿或儿子，在工作单位里我们是员工，在公共场合我们又是一个公民，对于精神障碍患者来讲，帮助他们适应并融入不同角色是精神康复的重要内容。对病情相对稳定，留存或通过康复训练恢复一些社会功能的精神障碍患者，可以通过劳动技能培训、庇护性就业等措施逐步恢复其劳动能力。通过职业康复，精神障碍患者不仅病情得到改善，而且可以减轻家庭与社会的经济负担，实现自我价值。

二、精神康复的体系

随着生物－心理－社会医学模式深入实践，精神康复体系也得到了不断地完善，尤其是 20 世纪 90 年代以来，社区精神康复体系的建立更是深入诠释了精神康复全程康复的理念，精神康复的原则也得到了不断完善。全程康复、功能恢复、全面康复、重返社会、全面覆盖已经成为专业发展的普遍共识。按照康复活动实施的场所不同，精神康复分为了院内康复和社区康复。近年来，随着康复事业的发展，康复工作经验的不断累积，家庭在康复流程中的作用越来越被重视，"医院－社区－家庭"一体化的康复模式应运而生。

"医院－社区－家庭"一体化干预倡导以患者为中心，根据患者的病情、康复需要，由精神科医师、精神科护士、心理治疗师、社会工作者等角色组成多学科团队，与患者和家属建立互动关系，为患者及家属提供全程、便捷、优质、温馨的医疗康复服务。精神障碍患者除急性期住院治疗以外，大多数时间在社区活动，家庭是患者主要的支持系统，也是最佳的康复场所。但是大部分患者与家属对疾病有关知识了解不多，而且家属与患者很少参与患者治疗康复计划，限制了家属与患者主观能动性的发挥，不利于患者的康复。"医院－社区－家庭"一体化干预是世界卫生组织（WHO）推荐的一种协调性社区保健模式，充分调动家属的力量，提升家属的监护能力，真正实现了院内与院外康复治疗的有机结合，可以在更自由的环境中花费更少代价为精神障碍患者提供长期甚至终生的康复支持。

（一）院内康复

虽然我国社会经济快速发展，但是由于客观条件的限制和社会习惯，大多数精神障碍患者仍然在精神病医院或精神病疗养院内进行治疗和康复。然而，院内精神障碍患者康复也是为了患者最终能够重返社会服务。因此院内康复的三原则包括功能训练、全面康复、重返社会。开放或半开放的管理模式和工娱治疗，成为精神障碍康复重要的形式。在精神科常规治疗和常规护理的基础上，开展工娱治疗活动和康复训练，可有效提高精神障碍患者的治疗依从性，稳定疗效，预防复发，减少其社会功能缺陷，有利于精神障碍患者的康复。此外，由于院内康复可以集中精神障碍患者进行团体性训练。团体社交技能训练有助于改善精神障碍患者的精神症状和家庭关系，促进患者康复，也是院内康复对于精神障碍康复的一个有利方面。

（二）社区康复

从字面上理解，社区康复是患者回到社区在社区开展的康复活动。事实上，社区康复是精神障碍康复体系最主要的组成部分，在整个精神康复体系中占有很大的比重，一个地区社区康复的水平，可以作为判断该地区精神卫生服务是否完善的重要标志。精神障碍患者的社区康复是社区精神卫生服务的主要内容，社区精神康复机构为精神障碍患者提供的精神康复服务包括短期住院服务、门诊服务、危机干预等。实践中行之有效的组织形式有：

1. 社区精神康复综合服务中心（日间活动中心、日间训练中心） 社区精神康复综合服务中心是从日间活动中心、日间训练中心发展而来的一种综合性的区域性社区精神康复机构，一般以区县为区域设置。中心主要通过整合其他日间活动（训练）中心、庇护工（农）场、中途宿舍、辅助就业、居家康复等精神康复服务资源，为经过治疗病情基本稳定的成年精神障碍患者及其家属或照料者安排社区精神康复计划，提供精神卫生健康教育，必要时向精神卫生专科机构转介不稳定精神障碍患者。

2. 庇护工（农）场（工疗站、农疗站） 庇护工（农）场是乡镇或街道设置的为精神障碍患者提供社区安置、就业训练，帮助其过渡直至正常就业的社区康复场所。其主要服务对象是成年精神障碍患者和精神障碍患者家属和社工、志愿者，通过为学员提供康复训练、辅助就业、健康教育等康复服务，改善患者的社会生活适应能力，提升家属对精神障碍的认识和相关照顾技巧，促进家庭成员间的互相接纳和支持，为学员提供给聚会交流的场所，帮助社区发展学员间的互助网络，组织精神健康教育活动，提升社区居民、社工和志愿者人士对精神障碍患者的理解和接纳，帮助构建和谐共融的社会氛围。

3. 中途宿舍 中途宿舍是为出院精神障碍患者设立的提供过渡性住宿服务和生活技能训练的社区康复机构。在家居式的生活环境中帮助患者养成按时服药的习惯，提升患者的日常生活能力、社交技巧和职业技能，帮助患者更好地融入社会，还可以为照料人提供照顾知识和技巧指导，促进患者间和照料人间的联谊，发展支持性的互助网络。

（三）家庭康复

家庭康复是以家庭为基地进行的康复，尤其是指帮助患者具备适应家庭生活环境的能力，参加家庭生活和家务劳动，以家庭一员的身份与家庭其他成员相处等。家庭是精神残疾病患者的最直接的物质和精神支持来源，家庭康复训练对精神障碍患者的康复具有显著的疗效，对促进精神障碍患者恢复社会生活具有非常重要的作用。同时，家庭康复与社区康复也是密不可分、相辅相成的。许多家庭康复和治疗方式，需要借助社区为依托来进行。如以社会心理干预的家庭治疗是以社区为基础的精神障碍康复的好方法，是开展社区康复的有效途径。由专业人员对患者及家庭成员的社会心理干预的家庭治疗方法，可有效帮助精神障碍患者创造良好的家庭环境，帮助其恢复社会功能。

（四）多学科联合诊疗

精神康复并不是单一学科的工作，要顺利开展精神康复工作需要依托于多学科联合诊疗团队（multi disciplinary team，MDT）。各学科专业人才各自承担一定的患者管理任务，一起为所有精神障碍患者探讨所有相关的治疗选择，制定个别服务计划。现代的精神卫生服务的核心是团队工作和协作，团队工作的优势可以使得服务的连续性提高，服务质量提高，有能力对患者的环境和问题做出综合性的判断，给患者提供更多选择。

三、精神康复的组织实施

（一）精神障碍的康复评估

康复评定主要是通过对残疾者的临床诊查和测验，了解其心身功能障碍的性质和程度，掌握疾病所造成的或可能造成的各种影响，为正确设定康复目标、制定康复方案提供依据。康复评定不同于临床诊断，康复评定不是寻找疾病的病因和诊断，而是客观地评定功能障碍的性质、部位、严重程度、发展趋势、预后和转归。康复评定是康复治疗的基础，没有评定就无法有效地规划康复治疗和评价康复治疗。康复评定可以帮助康复者和治疗师检验康复的效果和调整个体的康复计划。

精神障碍康复评定是有精神残疾的精神障碍患者在参加康复训练之前、康复进行过程中及康复结束时，由康复治疗师借助问卷、量表或临床观察等方法，对康复者精神症状及躯体功能状态、认知功能状态和社会功能状态等进行评估。精神障碍康复评定是康复评定学的重要组成部分，是对精神残疾患者实施正确的精神康复措施的基础。

精神障碍患者由于疾病影响可能残留精神症状，也可能导致社会功能、日常生活自理能力下降，甚至生理功能出现障碍。因此，精神康复评定的内容大致包括生理功能评定、心理（精神）功能评定、日常生活活动能力评定和参与社会生活能力评定等方面，它涉及生理和心理水平、个体和社会水平等不同层次的功能评定，也可以是以上各层次功能综合评定。

常用的精神康复评估可以概括为以下几个维度。

1. 症状维度

（1）简明精神病评定量表（BPRS）　他评量表，用于评定患者近1周的精神病性症状。

（2）阳性和阴性精神症状评定量表（PANSS）　他评量表，用于评定患者的精神病性症状。

（3）临床总体印象量表（CGI）　他评量表，用于评定接受任何精神科治疗和研究的对象。

（4）治疗不良反应量表（TESS）　他评量表，用于监测药物治疗的不良反应。

2. 功能维度

（1）功能大体评定量表（global assessment of function，GAF）　他评量表，通过对被试者的访谈和观察来评定。用于评定患者心理、社会和职业功能，不包括因躯体或环境限制所致的功能障碍。

（2）个人与社会表现量表（personal and social performance scale，PSP）　他评量表，通过对被试者的访谈和观察来评定，也从知情人获得信息补充。用于评定患者的个人生活与社会功能。

（3）社会功能缺陷筛选量表（social disability screening schedule，SDSS）　他评量表，通过对知情人访谈来评定在社区中生活的精神病患者的各种社会角色功能。

（4）UCSD 操作技能评估（UCSD performance-based skills assessment，UPSA）　根据情境下的角色扮演进行评估。患者通过演示各种小道具来展示其日常生活能力，从而获得模拟真实情景的评估结果。

3. 生存状态主观感受维度

（1）精神障碍患者病耻感量表（SSMI）　自评量表，共28个条目，包括歧视、病情掩饰和积极效应3个分量表。

（2）精神障碍内化污名量表（ISMI）　自评量表，共为29个条目，包括价值否定、社交退缩、刻板印象认同、歧视体验和生活无意义5个分量表。

（3）一般自我效能感量表（general self-efficacy scale，GSES）　自评量表，共10个条目，得分越高，自我效能水平越高。

（4）疾病家庭负担量表（family burdon scale of disease，FBS）　用于评定精神病患者给家庭及其成员带来的负担。

（5）SF-36 健康调查量表（36-item short form health survey，SF-36）　自评量表，共36个条目，用于评定个体的生命质量。

4. 环境资源维度

（1）家庭环境量表（family environment scale，FES）　自评量表，用于评定家庭生活与环境特征。

（2）社会支持评定量表　自评量表，共10个条目，包括客观支持、主观支持和对支持的利用度3个维度，用于评定个体的社会支持情况。

（3）生活事件量表（life event scale，LES）　自评量表，评定被试者近1年所承受的心理压力的大小。

（二）精神障碍的康复治疗方向

精神康复是康复医学中的一个重要组成部分，主要通过各种康复措施，使精神障碍患者因患病丧失的家庭、社会功能得以最大程度的恢复；使精神残疾程度降到最低，留存的能力得到最大的发挥。康复中家庭成员对康复者的支持也是至关重要的。

1. 服药技能训练　服药技能训练是为了帮助精神障碍康复者逐渐独立地使用抗精神病药物来治疗自己的疾病。训练前需要评估患者对服药的认识；与主管医师讨论参加训练的患者病情，评估患者是否适合参加训练；向患者介绍服药技能训练的内容计划和分级制的要求，升降级的准则。训练形式上主要有两种：①采用小组的方式，再辅以个别辅导。主要目标是获得有关抗精神病药物的知识。②行为训练，目标是学会正确的自我药物管理。

2. 社交技能训练　精神分裂症患者普遍存在社交技能缺陷，有学者甚至认为，社交技能缺陷是精神分裂症除阳性症状和阴性症状之外的另一个特征性症状。抗精神病药物可以治疗幻觉、妄想，却无法改善社交技能缺陷。因此，从 20 世纪 60 年代开始，不断有学者尝试采用社交技能训练（social skills training，SST）来改善精神分裂症患者的社交技能缺陷，提高他们的生活质量。

3. 生活技能训练　为了使患者恢复原有的生活技能，适应家庭与社会环境，可以开展生活技能训练。生活技能训练包括下列几方面内容：督促生活懒散的患者晨起后洗脸、刷牙、漱口、饭前便后洗手、不随地吐痰、保持个人卫生，及时进行个人卫生料理；及时更换衣裤、床单、被套、枕套、按时修剪指甲，每天晚上睡前洗脚；按照气候、季节的变化更换衣服，按照不同的场合选择衣服；做一些力所能及的劳动，如打扫院子及室内卫生；帮助患者建立良好的生活制度，如有规律地起床、睡眠、进餐等；学会利用公共设施，如打电话、乘公车等；掌握一些基本的社交礼仪，如见面打招呼等；帮助患者学会合理的理财、简单的炊事作业、网络资源的使用、智能手机的使用，目的使患者得到快乐，享受生活。

4. 工作能力训练　工作能力训练可以在住院期间开展，研究显示已经取得一定疗效。所谓"工作治疗"（简称工疗）作为康复手段由来已久，并被证实对患者的社会技能恢复有明确的效果。"工作"常常被用作"就业"的同义语，而从康复的角度来看，可以将"工作"视为在一定时间内有目的的活动，其活动具有社会含义。有的活动并不一定按市场价值规律予以回报，也可以无酬金，甚至在某种情况下还得自己付费获得工作治疗机会，但这些活动的确对患者的某些社会功能的恢复有益。经过上述工作能力的训练后，即可开始对患者进行职业训练。

5. 心理康复　精神病患者的心理康复工作可以定位与消除来自患者自身或者外界的各种消极因素，使患者处于积极的情绪状态和参与状态，从而达到康复精神病态，修复精神功能，适应生活环境和社会环境，最终回归社会的目的。心理康复的方法技术有别于临床心理治疗。后者需要有丰富的心理学专业理论知识和特殊的技能，如精神分析治疗、认知治疗等。对精神病患者实施的心理康复措施，应该贯穿于与患者接触的每一环节。

6. 心理健康教育　心理教育是一项非常重要的非药物治疗手段，是现在治疗指南中推荐的。Meta 分析显示，针对患者及家属开展的心理教育能够减少这些患者的复发率，同时还会有其他的正性效果，如减少家庭负担，提高生活质量。

7. 家属联谊活动　综合集体治疗的共同特点：患者及其家庭成员经常汇聚在一个集体中，讨论他们共同的问题，同病者集体之间的交往会使参加的成员们产生一些有益于疾病康复的心理过程。

（1）聚合作用　参加联谊会的人们，感觉到自己属于这个集体中的一员，不再感到孤单，因为他们认识到了同类问题的普遍性，即患者和家属发现自己的问题不是独一无二的（许多人以前总认为自己是"最倒霉"的），在这个集体中有人和自己存在着类似或相同的问题和困难。

（2）互相鼓励　作用在集体中，与会者可相互谈论自己的过去、现在成功的经验和失败的教训，讨论共同存在的问题，找出有益的解决办法，相互支持与鼓励，从中体会到集体的力量。

（3）连带作用　家庭干预和家庭联谊会的活动，深受广大患者和家属的欢迎，因为这种方式提供了家属间、病友间进行沟通联系的机会，有利于患者效仿已经康复者的做法，有利于提高治疗依从性，降低复发率和再住院率，增强患者重返社会的能力。

（4）宣传作用　家庭干预治疗和联谊会，扩大了精神卫生知识的教育与普及，使得不少患者与家属受益匪浅，他们从中看到了希望与光明，不再惧怕歧视与偏见。

8. 同伴支持　同伴支持是一种较为新颖、以促进患者功能康复为主要目的的服务方法，是指由具有相同生活环境、经历、文化和社会地位、具有共同关心话题的一些人，在相互尊重的基础上，一起进行情感交流、信息分享和支持反馈等的一种服务方法。此项服务在国外开展已有几十年，WHO 认定其为有效、可推广使用的服务措施。

同伴支持服务因患者个体情况不同而形式各异，服务的时限可长可短，服务地点可在社区也可在医院，服务内容有所不同，通常包括疾病健康教育、社交和生活技能交流、工作技能学习等。总体来说，同伴是自愿参与，由专业人员挑选，通常需要有较好的表达沟通能力，对疾病有一定的认识，有责任心、同情心等。研究显示，选择与患者具有相同疾病、相同风俗习惯、文化背景和价值观的同伴为其提供服务能收到更好的疗效。

（三）精神障碍康复的常见技术

1. 行为治疗　行为治疗是 20 世纪 50 年代兴起的一种心理治疗方法，机制是依据学习心理学，认为任何行为经由适当的奖赏或处罚，便可操纵其行为，既可消除不适应的行为，也可建立所需的新行为。行为治疗方法目前较多采用的是代币奖励强化法、综合（劳动）技能训练法、艺术行为训练法等。

（1）代币奖励强化法　代币奖励属于行为治疗中的阳性强化法，是建立在操作性条件作用的原理之上，系统的应用强化手段去增进某些适应性行为而减弱或消除某些不适应性行为的方法。行为治疗能改变患者生活懒散、孤僻、被动的行为，提高生活自理能力，增加生活信心。针对长期住院特别是以阴性症状为主的慢性精神分裂症患者的主动性缺乏行为模式，采用训练、示范及代币奖励的正强化行为治疗，既能消除患者的不良行为，又能调动患者积极性，改善医、护、患之间关系。

（2）综合（劳动）技能训练法　综合技能训练主要从日常生活行为训练入手，作用一方面在于评价患者以往的社会技能，另一方面在于训练靶目标行为。针对慢性精神分裂症患者的特点，从提高患者内在活性和培养患者外在生活能力与习惯入手，不但能提高患者生活、劳动、社交等基本生活能力，而且能培养患者表现力、结合力、欣赏力等高级思维活动。在药物治疗的同时，对患者的积极行为实施正强化行为疗法，调动了患者的潜能，提高了自我护理能力和整体活动水平，纠正不良习惯，减少负性情绪，能延缓衰退，促进全面康复。

（3）艺术行为训练法　艺术行为治疗，是指应用各种艺术手段，结合心理治疗等技术，以矫正不良行为，促进康复为目的的治疗方法，主要体现艺术活动与心理治疗、文艺表演与康复训练、体力锻炼与智力活动、完成作业与创作作品、传统艺术与现代技术的结合。

1）绘画治疗：绘画心理治疗主要以心理投射理论和人类大脑半球分工功能理论为理论基础。心理投射技术是用非语言的象征性工具对自我潜意识的表达。通过颜色的选择、构图的大小、线条的长短及排列、笔触的急缓及轻重、用墨的浓淡等元素来反映患者内心的情感世界，作用是减轻焦虑压力，维持内在人格结构。

2）阅读疗法：阅读疗法是指患者在医师指导下，有计划、有引导、有控制地阅读图书和其他文献资料，借以辅助治疗及康复，特别是情绪、情感方面的紊乱病症。

阅读疗法其实是一种变相的认知行为疗法。患者在固定的环境、面对一定的书籍，可选择自己感兴趣的书籍阅读，这就有别于一般的康复治疗工作。阅读治疗作为一种精神障碍的康复手段，对进入康复期的住院精神分裂症患者是一种有效的康复治疗手段，正受到世界精神学界的广泛关注。

2. 运动疗法　运动疗法是一种基于人的心身整体观，融运动、动作、体态与认知、情绪、社会心理与人格心理的发展和完善过程中，在特定设置的系列运动情境下实施的临床康复干预方法。此疗法主线是运动，聚焦于人的身体活动、心理和社会功能的统合，既可以团队形式开展，也可以个体形式开展。康复干预条件需要有一定的活动空间，设施容易取得（如球类、绳类等常用运动器械即可），既可以室内也可以户外开展，但要给患者足够的安全感。治疗实施的条件可以因地制宜，具有较大的灵活性，宜于在医院与社区开展此项康复干预技术。

3. 正念疗法　正念，原指减轻痛苦和培育同情心，后将其引入医疗领域，定义为有意识地觉察当下的时刻，并且不加以自己的主观评判，强调处于当下，并以开放的、不加评判的态度接受自己及周围的事物，是一种积极的精神康复训练方法。基于"正念"思想出现了一些心理康复治疗的方法，正念减压疗法是其中运用较成熟的一种。指导参与者用公开无偏见的方式关注当前的时刻，专注于当下的呼吸，放松身心，培育正念，通过正念冥思来减轻与身体、心理和精神失常有关的痛苦。正念减压疗法早已成为美国医疗体制内的一个规模庞大的减压治疗体系，不仅可以用于临床群体，还可以用于非临床群体，可以改变多种疾病的生物学和心理学的结果，最常用于疾病预防、慢性病管理和症状管理。

4. 光照疗法 光照治疗是指利用不同颜色、波长和强度的光按照特定的方法照射一定时间，以刺激人类自主神经系统和脑干网状结构，从而调节生理周期、内分泌等功能，以改善特定症状的一种物理性治疗方法。可见光中的红光具有兴奋作用，蓝光具有镇静作用。通过对光源波长、强度和照射方法的控制，光照治疗已被应用于多个医疗领域以达到不同的治疗康复目的。

5. 虚拟现实技术 虚拟现实技术（virtual reality，VR）是20世纪末期逐渐兴起的一门综合性人工智能技术，它采用以计算机技术为核心的现代科技手段和特殊输入/输出设备创造出一个三维的虚拟世界。与传统的认知康复相比，VR康复有着更高的生态效度，主要优点：①能够模拟真实世界的体验；②增强了趣味性，有利于改善患者的治疗依从性；③更易于监测和记录患者行为、生理反应（心率、呼吸、皮肤电导、皮肤温度、肌电图）。随着VR技术的迅速发展和成本的不断降低，VR在认知康复中取得了重要突破，主要包括注意力、记忆力和执行功能等认知模块。

6. 中医疗法 中医康复医学与西医精神康复学在研究对象及康复目的、康复原则、康复方法等方面皆有共同之处，但由于医学理论体系的不同而有着较大的差异，各具特色与优势。中医神志康复基于传统中医学理论基础，拥有独具特色的神志功能康复理论和康复手段，将中医康复手段与现代"生物－心理－社会"医学模式相结合，强调"形神一元"论及辩证康复观、整体康复观、功能康复观，调节脑神经与五脏神经功能，在精神心理疾病康复领域中具有重要地位。把我国传统的神志康复方法科学合理地运用于现代精神康复治疗中，并且进行不断创新，才能走出一条具有中国特色的精神康复发展之路。

（1）针灸 针灸康复疗法是指用针刺、艾灸、拔罐等方法调护保养身体，提高人体抗病能力，调节脏腑功能，从而保持心身健康的一种疗法。该疗法具有适应范围广泛、疗效确切、操作简便、安全、无毒副作用等优点。

针灸康复重在调节失常的气血津液和脏腑经络功能，纠正人体阴阳的偏盛和偏衰，使之建立新的平衡，恢复异常受损的功能。临床根据其病症的部位和阴阳、表里、虚实、寒热等情况辨证论治；选穴多选取病变经脉的腧穴施术。施术方法多种多样，当补则补，当泻则泻，通过补泻调理，使患者失调的神志功能得到恢复。针刺疗法包括体针、头针、电针、水针、三棱针、耳针。

灸法借助灸的热力及药物作用，通过经络传到给人体以温热刺激，达到温通静脉、祛风散寒、回阳固脱的目的。临床上多用于因虚因寒所致精神萎靡、神志衰退，兼有躯体冷通、肢体麻木、脘腹隐痛、便溏泄泻等神志疾病的康复治疗。

（2）推拿 中医推拿，是以中医学脏腑、经络学说为理论基础，并结合西医的解剖和病理诊断，用手法作用于人体体表的特定部位以调节人体生理、病理状况，达到治疗目的的一种方法。中医传统推拿属于物理的治疗方法，对于神志病康复而言，主要体现在疏通经络、调和气血、缓解精神压力与疲劳、调节情绪、缓解兼有症状等作用。临证需根据实际情况合理选择推、擦、揉、搓、按、摩、抖、拿、刮、掐、拨、揉捏、拍击、运拉、弹筋、理筋等方法应用。

（三）常见精神障碍的康复

1. 精神分裂症的康复　随着康复技术的发展，精神分裂症症状恶化时以治疗、保护性处理为主的医疗正在向复发预防、社会回归促进、慢性化预防为目的的精神康复转化。

在保证早期足量药物治疗外，积极的康复治疗可以帮助患者恢复工作、学习能力，重建恰当稳定的人际关系，降低精神残疾。常用的康复治疗方法包括社会功能训练、作业治疗、物理治疗、心理治疗等。

（1）社会功能训练　精神残疾的核心是社会功能的缺陷，为达到康复目标，社会功能的训练、再训练或重建成为精神分裂症患者康复的最主要内容。

1）个人生活能力的训练：个人生活自理能力包括个人卫生（如刷牙、洗脸、洗澡、理发、洗衣服、刮胡子及更换衣服等）、住处卫生情况、进餐及二便情况、梳妆打扮、衣着整洁和作息规律等。个人生活自理能力丧失是社会功能缺陷最严重的情况，调动患者的主动性，恢复其生活自理能力，是慢性精神分裂症患者康复的主要内容。

2）家庭生活技能的训练：家庭生活技能指患者在家庭日常生活中是否做到了他们应该做的事，如分担家务劳动，与家人在一起吃饭、聊天、看电视、听音乐等，参与家庭事务的讨论，给家庭必要的经济支持或情感上的支持等。

3）药物治疗的自我管理：通过对患者进行自主服药技能训练，解决用药问题，对防止复发有显著效果。

4）症状自我监控训练：识别、监控复发先兆，处理持续症状，防止精神障碍的复发。

5）回归社会技能训练：①正确处理来自社会压力的能力。②正确度过出院后闲暇时间的技能。③正确进行约会和遵守约会的技能。④寻找工作机会的技能培训。⑤制定每天的活动计划的技能。

6）社交能力训练：社交能力是表达自己的情绪及需求，达到人际交流的所有能力。主要表现为与人交往能力及社会活动的参与情况。部分患者社交能力的障碍与缺乏社交活动的主动性有关，他们有能力参加各种社交活动，但他们从不主动去进行社会交往活动。因此，在社交能力康复过程中，设法提高患者社交主动性十分重要。

7）职业能力训练：参与工作劳动，获得劳动报酬是人的基本需求之一。精神病患者病情稳定，经过上述各种训练后，都会面临着解决工作需求的问题，针对患者的职业需求开展职业康复训练水到渠成。

（2）作业治疗　通过作业活动使患者回归现实生活，增加患者对事物的关心和兴趣，体验成就感，小组作业活动还可提高患者的交流能力。针对疾病的不同时期作业治疗也有不同的要求。

1）疾病急性期：急性期患者受到些许刺激就容易诱发焦虑，加重思维紊乱，这个阶段不要强迫患者去做作业活动，可以让患者听一听自己喜欢的音乐，待症状基本稳定后可以尝试安排简单的作业活动。这个时期作业治疗师和患者要保持一对一的关系，或者是利用平行作业的形式，给患者营造安心、安全的环境。

作业治疗开始介入前要向患者说明治疗的内容和目的，保证与患者的接触时间，避免让患者出现急躁的情绪，减少患者的不安。作业治疗师可以到床边去面谈，谈话时声音要小，语气要柔和，注意不要随意干预患者的想法，以免引发对抗情绪。

2）恢复前期：这个时候患者与治疗师已经建立一定的信赖关系。此阶段的治疗目的是通过具体的作业活动，如 ADL 训练、家庭生活技能训练等，使患者恢复基本的生活节律、体验周围的环境和集体归属感。可以先从平行作业形式的作业互动开始，然后再过渡到集体作业形式，让患者渐渐产生和他人之间相互信任、相互依赖的感觉。

作业活动中要让患者通过自己正在做或已经做过的事情，体会与他人之间接纳、接受、被接纳、被接受的体验，包括：①不能勉强去做做不到的事，寻找、发现可以发挥自己能力的事。②体验与他人共同进行活动时所共有的经验（共有体验）和共同的情感。③尝试着为他人做点什么（关心他人的体验）。

3）恢复后期：这个阶段一般患者已经处于情绪相对稳定和安心的状态，能自然地与人接触。这时作业活动的目的是使患者了解到自己的能力和现实生活的回归。恢复自信心的同时给予少量挫折体验，使他们意识到自己的疾病状态，主动寻找应对方法。

这个时期患者对自己的生活和就业能力评价偏高，甚至有点非现实的感觉，为促进患者回归现实生活，作业治疗师可以在轻松的氛围中跟患者一起讨论疾病带来的得失、社会上的歧视等不公正的问题。在讨论现实问题的同时进行一些作业活动，调动患者的主动性来解决问题。

为了使患者能回归社会，需要让他们一边学习和掌握一些适合的技术，一边尝试对目前的思维方式和工作方式进行调整，尽可能充分、灵活地利用一些社会资源。如与他人打招呼、问候；自己的健康管理（包含正确服用药物）；重要物品的管理，如银行卡的保管、使用、存取款等；生活保障医疗保险等制度的利用，街道、社区、职业介绍机构、居委会等政府机关的利用，公园、大型百货商场、超市、公共交通设施的利用等；合理膳食；遇到困难时懂得如何寻求帮助。

各种体验和作业的难度，掌握在使他们不感到负担和较大压力的程度为好。

4）维持期：到了维持期症状通常变化不大，这个时期要防止再次发病的同时，努力维持和提高生活质量。在社区生活中可根据患者个人的能力和状态，适当利用政府部门提供的设施（如作业小坊、福利性工厂），有效利用精神障碍患者的相关福利制度，获得生活的安全感和安心感。

对于那些生活在医疗机构、没有明显症状，但活动非常匮乏的患者来说，由于长时间缺乏与外面世界的接触，他们会出现逃避或害怕与外界接触的情况，长此以往，他们会变得自我封闭，这时作业治疗师要给他们提供一些能维持与现实有关系的作业活动。

（3）物理治疗

1）经颅磁刺激（rTMS）和经颅直流电刺激（deep brain stimulation，DBS）：都是

非侵入性脑刺激技术，无创又少有副作用，可用于精神分裂症患者的康复治疗。

2）运动疗法：包括肌耐力训练和放松训练。肌耐力训练在提升身体耐力的同时还可以减轻患者的精神和躯体症状。根据病情可选择有氧运动项目，如步行、跑步等，运动每周 3～5 次，每次 30～40 分钟。放松训练包括肌肉放松和精神放松，可以缓解疼痛，改善睡眠，减轻焦虑、紧张与易激惹，可采用对比法、交替法、暗示法、肌肉生物反馈机制以及放松体操等形式。

（4）心理治疗

1）支持性心理治疗：通过解释、安慰、鼓励和保证等基本技术，帮助患者克服情感障碍或心理挫折。

2）行为治疗（社会技能训练）：运用各种方式训练患者的各种技能，如正确决策和解决问题、处理人际关系、正确应对应激和不良情绪、生活技能训练等，可以使患者获得某些技能，改善个体的社会适应能力。

3）家庭干预：通过心理教育、家庭危机干预、行为治疗等方法，提高患者和家庭成员对疾病的认知能力和抗压能力，帮助患者逐步恢复社会功能，重返社会。

2. 双相障碍的康复　　双相障碍是情感性精神病致残程度最高的一种，一般呈发作性病程，躁狂和抑郁常反复循环或交替出现，也可以混合方式存在，对患者的日常生活和社会功能等产生不良影响。

康复治疗目标是缓解精神和躯体症状，纠正不良的认知，帮助患者维持稳定的情绪状态。康复治疗方法主要包括物理治疗、作业治疗、心理治疗等。本章主要介绍作业疗法。

作业治疗的作用在于通过作业活动等手段，尽可能少运用语言，并在减轻精神负担的情况下让患者适应环境。也就是说，在现实生活情景中，使患者尽量安定下来，体验新的、恰当的人际关系，还要帮助患者回归到以前的生活状态和社会生活中。

（1）作业治疗原则　　根据急性期与恢复期患者特点，作业治疗的原则详见表 23-1。

在治疗初期，对于躁狂症、抑郁症患者来说，要让患者充分了解自己的症状，做到自觉地、专心地进行休养，配合药物治疗。相对来说，作业治疗在这一时期能积极介入的地方较少。在本阶段，作业治疗师要给予他们明确的指示和判断，让他们摆脱所有的社会性责任，并尽可能自觉地了解目前的状态是由于疾病造成的。需要特别注意的是，不要在这个阶段对抑郁症患者做与生活有关的规定。

表 23-1　作业治疗原则

躁狂状态		抑郁状态	
急性期	恢复期	急性期	恢复期
控制患者的行为，掌握活动和休息的平衡。利用运动消耗患者的精力。限定患者的活动，例如，在同一时间内不让患者进进出出，一次完成一个作品	利用作业活动，调整患者的生活节奏。要让患者认识到这种状态会交替变换。要患者学习疾病的相关知识	以休养为主	修正患者的拘泥情绪，转换心情，防止复发

1）躁狂症患者：这个阶段作业治疗师在理解、接受患者情绪的同时，还要表达支持的态度，通过作业活动让患者正确对待现实，减轻或消除由于症状引起的焦虑。需注意，作业活动不要引起患者兴趣和行为的扩散应避免具有竞争性质的活动和在集体内担任某个较为重要角色的活动，要注意不能无原因地表扬、夸奖等。

对于一些具有限制和规定（如创造性的或限定完成时间等）的作业活动患者执行起来比较困难，以失败告终的情况多见。这时，作业治疗师要注意做到以下几点：①明确地指出时间、作业量、注意事项以及限制事项。②选择简单、不易失败的活动。③通过努力后的作品应该是比较漂亮且有价值的。④活动的次数要多，但每次的时间要短。⑤当患者自己做决定感到困难的时候及时给予帮助。⑥语言指导要简短。⑦一旦做出决定，尽可能坚持到底。⑧在和他人共同利用一个治疗场地时，要选择言语少的活动，以防患者向他人使用躁狂性语言，造成对他人自尊心的伤害。

2）抑郁症患者：在本阶段进行作业活动的过程中，会经常将现在的状态与过去所拥有的经验、能力和技术等做比较，从而容易产生自责感、自卑感等情绪。这时，作业治疗要注意做到以下几点：①与其让他们做以前熟悉的活动，不如选择做从来没做过的活动为好。②选择简单的、能重复进行的活动。③有组织性的、实用的活动。④每一次作业的时间要简短，但要保持作业活动在时间上的连续性。⑤与患者交流的语言要简单，且容易理解。⑥告诉他们不做超过自身能力范围的事情。⑦不要强迫患者做决定。

（2）恢复前期的作业治疗

1）躁狂症患者在这个阶段，作业治疗师要在认可患者本人能力的同时，给予患者带有肯定性、能够强化行动的帮助，并使患者在活动能力范围内获得成功的体验。但是应避免具有竞争性质的活动和在集体内担任某个较为重要角色的活动。要注意不能无原因地表扬、夸奖等。

2）抑郁症患者在这个阶段，作业治疗师要根据患者的实际状态，选择进行一些比较简单的活动。通过患者自然地完成简单课题的过程，来提高活动水平，然后再慢慢地向患病前的生活相关活动转移，这样有利于患者自信心的恢复。这时仍注意不能让患者做自己不能完成的事，以免引起患者不必要的自卑和焦虑情绪。

（3）恢复后期 随着症状的改善，患者会逐渐地开始考虑自己今后的生活方式，也变得非常愿意接受作业治疗师关于自己生活方面的各种建议。这时，作业治疗师要指导他们认识自己的行为模式，在可能的情况下，尝试着用新的方式适应现实生活。在此阶段，家属要尽可能地对患者回归社会提供帮助，要注意避免强迫性行为。

1）在躁狂症患者重新认识生活方式的过程中，需要完成以下几点内容：①体验新的人际关系。②要在集体生活中体会与他人如何共享经验。③被分配责任以及需要发挥作用时，要体验接纳他人的感受。④了解本人所拥有的能力。

2）抑郁在抑郁症患者重新认识生活方式的过程中，需要完成以下几点内容：①学习休养的方法。②寻找工作以外的兴趣。③在考虑患者的生活、年龄、经历和知识水平等同时，还要注意不能伤害其自尊心，也就是说，在考虑题材的选择和在活动中投入精力的多少时，既要保护他的自尊心，又要确保能完成活动。

3. 阿尔茨海默病的康复

基于疾病呈进行性发展，患者存活期普遍较长（平均生存年限为 5 ～ 10 年）的特点，老年性痴呆的康复治疗需要多专业组成团队的共同和长期参与，包括运动功能训练、认知功能训练、必要的行为矫正、心理支持和生活环境改造等。

（1）治疗目的　在增强患者体质的前提下，促进大脑功能的代谢，延缓病情的进展与发展，防止智能及个性方面的进一步衰退和躯体并发症，保持一定的生活自理能力。

（2）治疗方法

1）鼓励身体锻炼与活动：以维持移动能力及健康状态。当需要精细运动功能参与的活动出现困难或不可能完成时，可采用粗大运动性活动，如涉及坐、站、翻身或转身的活动，散步、打保龄球、拉弹力带、拍巴氏球等。必要时，采用夹板以预防挛缩的发生。

2）尽可能长时间地维持平衡反应及能力：以预防可能的跌倒和损伤，可以进行踩晃晃板、荡秋千、玩跷跷板、打太极拳等活动。

3）记忆力训练：对老年性痴呆患者进行记忆力训练，应关注训练的过程，而不是训练的结果，即并不一定要患者记住多少信息内容，而在于让其参加了训练，活动了大脑。

4）应使用简单的、只有 1 ～ 2 步的指令：避免患者混淆或产生焦虑情绪。认知训练包括不同的训练活动，如现实导向性训练、思维能力训练、解决问题能力训练和怀旧治疗等。

现实导向性训练：在患者的房间内放一些日常生活中用得着的、简单醒目的物品，如日历、钟表、各种玩具等，训练患者对现实环境，如姓名、地点、日期等的定向力，并帮助其建立有规律的生活作息，如什么时候起床、就寝、吃饭、服药、洗澡等。

思维能力训练：人的思维过程非常复杂，常涉及分析、综合、比较、抽象、推理、判断、概括等认知能力的参与，其训练的内容与难度应依据患者的具体情况而定，可以通过手写卡片、图文阅读、配对游戏、拼图练习、计算机软件来进行。

解决问题能力训练：结合患者实际生活需要进行训练，如：丢了钱怎么办？出门忘带钥匙怎么办？到新地方迷了路怎么办？

怀旧治疗：利用患者现存的、对往昔的记忆，给予追思和强化，以达到改善患者的认知、延缓痴呆病情进展、愉悦心情、提升生活质量的目的。采取的方法可以是给患者反复看以往有意义的照片（结婚照、全家福等）；让患者讲述难忘的美好回忆；欣赏收藏的旧物等。

5）心理治疗和行为干预：目的在于配合药物治疗，改善焦虑或抑郁等情绪，提高患者的记忆和生活能力，建立对疾病治疗和生活的信心。可按本病的不同病程阶段，进行不同的治疗和干预。

6）提供有组织的、结构化的程序化环境：以减少患者焦虑如在固定的时间、地点做同样的事；按固定的次序，使用相同的用具完成活动；坐在餐桌旁开始午餐之前，告诉患者需要洗手等。

　　早期：患者症状较轻，可有一定的自知力。此时应把疾病的性质、治疗和预后告诉患者，以帮助其进一步认识自己的病情。鼓励患者如常生活，参加家务劳动，同时告知患者放弃做那些需紧张用脑和易出现危险的事情（如驾驶汽车、游泳等）。

　　中期：患者症状较严重，而且自知力丧失，记忆和生活能力明显下降。为了改善患者的心理状况，可开展怀旧治疗、音乐治疗和支持性的心理治疗。

　　晚期：患者记忆力大部分或完全丧失，生活不能自理，还常伴随情绪抑郁、幻觉、妄想、兴奋躁动等精神症状。重点对患者的家属及主要照顾者进行心理疏导或治疗，以缓解由患者所带来的焦虑、压抑、恐惧等情绪。

　　7）日常生活能力训练：尽可能长时间地维持患者的自理能力。对早期生活尚能自理的患者，主要是督促和提醒他们主动完成所有日常事务性活动，并确保安全。对于失去部分日常生活能力的患者，可采取多次提醒、反复教、反复做的方法，日复一日地训练失去能力的活动，直到学会为止；或通过改良完成活动的方法、步骤、用具等办法，提高其完成活动的能力及安全性。对于日常生活能力严重丧失但尚能合作的患者，应重点训练吃饭、穿衣、走路和刷牙等自理性活动。训练时，可能需要将活动分成若干步骤，然后再按步骤进行。训练中，允许患者有足够的时间来完成，避免催促。必要时，向患者推荐、提供助具，并训练其使用。

　　8）促进患者语言表达和社会化：提供患者参与喜欢的娱乐活动的机会，当患者并不能完成先前的娱乐活动时，可按照患者的兴趣或意愿对娱乐活动进行改良，或探索和开展新的娱乐活动。活动内容可以是读报、看电视、听音乐等被动性活动，更提倡聊天、户外游玩、唱歌、聚会等主动性活动。

　　9）环境改善：增强患者日常生活的适应力，提高安全性。患者所处的环境应简单、整洁、通道畅通、无杂物、远离危险。可以采取常用物品，固定位置摆放；选择圆角、无玻璃的家具；在不同功能的房间门上贴上形象和醒目的标志；在门后的把手上挂一把钥匙，以提醒患者出门别忘记带钥匙；安装感应门铃，以在患者离家时发出声响，而对家属起提示作用；勿将患者单独留在家中等。

　　10）对家属及照顾者的教育：将疾病的性质、发展过程、治疗和预后告诉家属及照顾者；与他们讨论患者的家居认知训练计划；指导他们正确地照顾和护理患者；教授他们积极处理由于长期照顾和护理患者所产生的精神紧张与压抑情绪，共同促进和维护患者及其家属和照顾者的身心健康。

主要参考书目

1. 刘召芬，郑睿敏.孕产妇心身健康指导手册［M］.北京：人民卫生出版社，2021.

2. 何燕玲，李黎.养胎育宝"心"技巧：孕产妇心理保健自助手册［M］.上海：上海科学技术出版社，2021.

3. 程玮，李婧洁.女性心理学［M］.武汉：武汉大学出版社，2021.

4. 陆林.沈渔邨精神病学［M］.6版.北京：人民卫生出版社，2018.

5. 雷慧中，涂新.助产手册［M］.3版.广州：广东科技出版社，2017.

6. 李凌江，马辛.中国抑郁障碍防治指南［M］.北京：中华医学电子音像出版社，2015.

7. 李凌江，陆林.精神病学［M］.3版.北京：人民出版社，2015.

8. 苏林雁.儿童精神医学.长沙：湖南科学技术出版社.2014.

9. 静进，丁辉.妇幼心理学［M］.北京：人民卫生出版社，2014.

10. 曹连元，邸晓兰，丁辉.产后抑郁障碍理论与实践［M］.北京：中国协和医科大学出版社，2014.

11. 吴文源.焦虑障碍防治指南［M］.北京：人民卫生出版社，2010.

12. 郭念锋.心理咨询师（二级）［M］.北京：民族出版社，2005.

13. 郭念锋.心理咨询基础培训教材（理论知识）.北京：中国劳动社会保障出版社，2021.

14. 姜乾金.医学心理学［M］.北京：人民卫生出版社.2015.

15. 段颖，张峘宇.心理诊室的故事［M］.北京：中国中医药出版社，2022.

16. 赵靖平，施慎逊.中国精神分裂症防治指南［M］.2版.北京：中华医学电子音像出版社，2015.

17. 唐宏宇，方贻儒.精神病学［M］.2版.北京：人民卫生出版社.2020.

18. 郝伟.精神病学［M］.8版.北京：人民卫生出版社.2017.

19. 施慎逊.精神病学高级教程［M］.北京.中华医学电子音像出版社.2009.

20. 陆林.中国失眠障碍综合防治指南［M］.北京：人民卫生出版社，2019.

21. 赵忠新.睡眠医学［M］.北京：人民卫生出版社，2016.

22. 郑毅，刘靖.中国注意缺陷多动障碍防治指南［M］.2版.北京：中华医学电子音像出版社，2015.

23. 于欣，方贻儒.中国双相障碍防治指南［M］.2版.北京：中华医学电子音像出版社，2015.

24. 马辛.社区精神医学［M］.北京：人民卫生出版社，2014.

25. 张斌.失眠的认知行为治疗逐次访谈指南［M］.北京：人民卫生出版社，2012年.

26. 沈渔邨.精神病学［M］.5版.北京：人民卫生出版社，2010.

27. 范肖东，等译. ICD-10 精神与行为障碍分类［M］. 北京：人民卫生出版社，1993.

28. 赵靖平. 精神病学新进展［M］. 北京：中华医学电子音像出版社，2009.

29. 车文博. 弗洛伊德文集·癔症研究［M］. 长春：长春出版社，2010.

30. 卓大宏，中国康复医学［M］. 2 版. 北京：华夏出版社，2003.

31. 翁永振，精神分裂症的康复操作手册［M］. 北京：人民卫生出版社，2009.

32. 李静，宋为群. 康复心理学［M］. 2 版. 北京：人民卫生出版社，2018.

33. 赵永厚. 神志病康复诊疗学［M］. 北京：中国中医药出版社，2020.